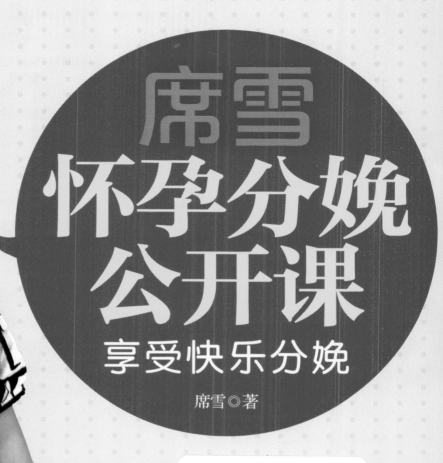

席雪
怀孕分娩
公开课

享受快乐分娩

席雪◎著

现场聆听
LISTEN LIVE

U0225730

中国妇女出版社

图书在版编目（CIP）数据

席雪怀孕分娩公开课 / 席雪著. — 北京：中国妇女出版社, 2015.1
ISBN 978 - 7 - 5127 - 0926 - 3

Ⅰ.①席… Ⅱ.①席… Ⅲ.①妊娠期—妇幼保健—基本知识②分娩—基本知识 Ⅳ.①R715.3②R714.3

中国版本图书馆CIP数据核字（2014）第165451号

席雪怀孕分娩公开课

作　　者：席　雪 著
选题策划：魏　可
责任编辑：魏　可
责任印制：王卫东
出　　版：中国妇女出版社出版发行
地　　址：北京东城区史家胡同甲24号　　　邮政编码：100010
电　　话：（010）65133160（发行部）　　65133161（邮购）
网　　址：www.womenbooks.com.cn
经　　销：各地新华书店
印　　刷：中国电影出版社印刷厂
开　　本：185×235　1/12
印　　张：17
字　　数：200千字
版　　次：2015年1月第1版
印　　次：2015年1月第1次
书　　号：ISBN 978 - 7 - 5127 - 0926 - 3
定　　价：39.80元

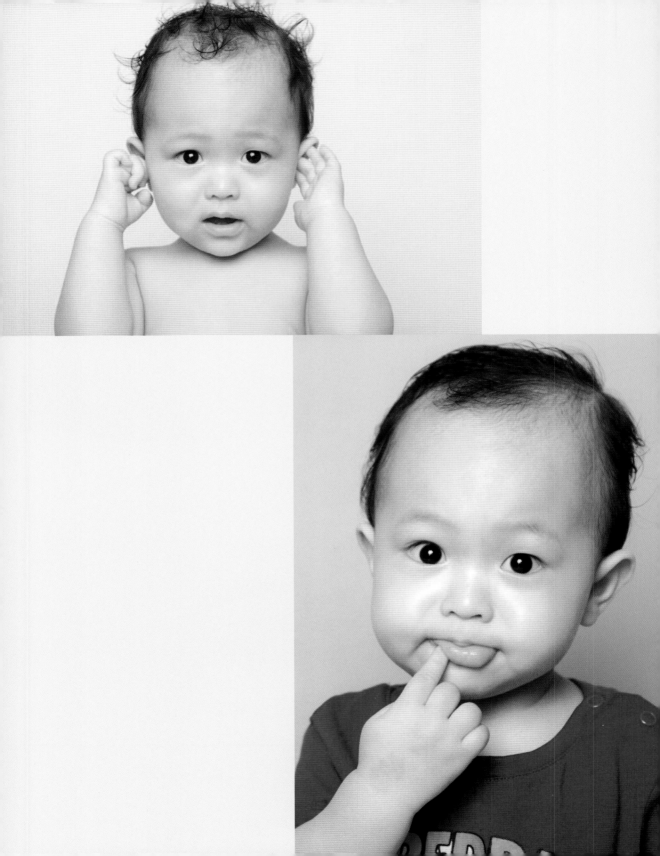

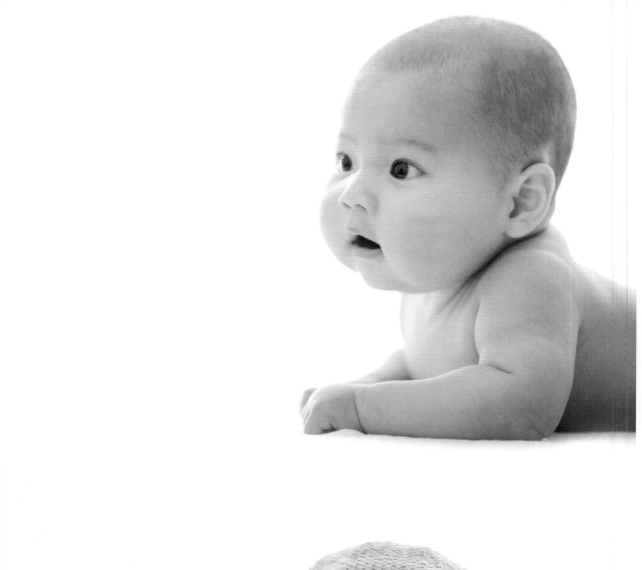
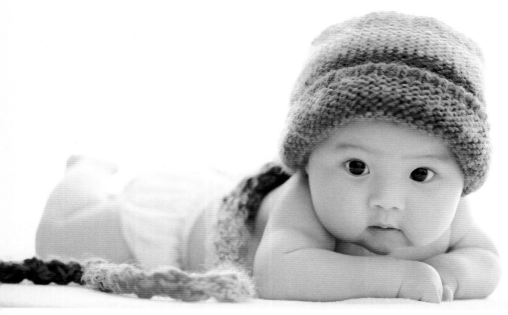

Contents
目录

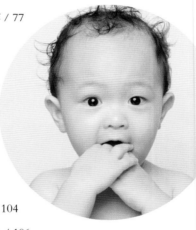

第3课 Three section

孕期常见问题及疑问 ………… 95

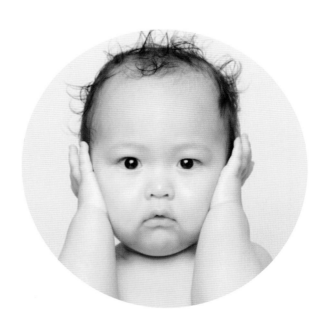

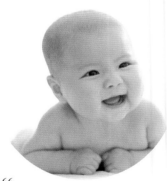

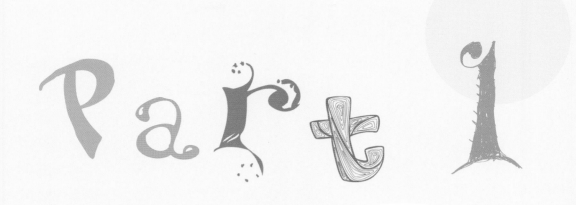

Part 1

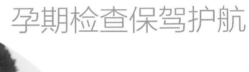

第1课

全程呵护：
孕期检查保驾护航

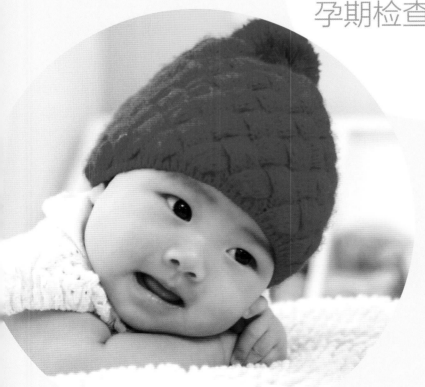

孕期检查知多少

一、孕期的概念

为了大家能够更顺利、更安心地度过孕期，在这里给大家介绍几个关于孕期的概念。

■■ 孕周

人们常说"十月怀胎"，1个月有4周，10个月就是40周。1周有7天，整个孕期就是280天。

怀孕3个月即孕12周之内是孕早期；孕13～27周是孕中期；怀孕后3个月，即孕28周以后，称为孕晚期。

■■ 预产期

预产期只是个预测，并不是说这天你就必须生或一定生。预产期是以什么为标准的呢？是以你末次月经为标准。常规的算法应该是月份加9，日期加7，这是第一种算法；另一种算法是月份减3，日期加7。

比如，一个准妈妈的末次月经是3月3日，那她的预产期应该是月份3+9，正好是12月；日子是3+7，正好是10日，也就是12月10日的预产期。

还有一种算法叫"减三加七"，如果准妈妈的末次月经月份是11月，那就不能再加9了，这时要减3，也就是预产期是8月。因为一年只有12个月，3月以后的，就要采取第二种算法了。

■■ 足月

准妈妈怀孕满37~42周分娩的宝宝就叫"足月产"。有些人到了孕41周还没有生，一般医生就会让她住院了。如果准妈妈适合自然分娩，那就进行催产；如果不适合自然分娩，就要进行剖宫产。

二、准妈妈为孕检做的准备

有关孕期的几个简单概念介绍完了以后，我们再简单了解一下，怀孕以后需要为孕检做哪些事。

■■ 建档

建档就是建立母子健康档案。我们以北京为例，如果孕妇的户口在北京，那就在户口所在的社区卫生服务中心的保健科建档。如果户口在外地，就在居住地的社区服务中心保健科建档。还有一种情况是人户分离，那就住在哪里，就去哪里的社区卫生服务中心的保健科建档。

建档的时候，还要提供一些相关的资料。首先需要医院确认怀孕的化验单。有一些人以为自己怀孕了，但没有最后确诊，所以建档必须有一个准确的妊娠诊断。还需要有夫妻双方的户口本。

一般在建档的时候，医生都会给你做一次初步的宣教。这些初步的健康知识会告诉你。

第一，注意增补叶酸。叶酸是预防神经管畸形的重要的营养素。我们建议叶酸可以从孕前3个月一直服用到整个哺乳期结束。

第二，提醒你要定期做孕期检查。

第三，告诉准妈妈，你的健康和孩子是密切相关的。要注意远离有害环境，比如有些人从事的是有害工种，要提前有这个意识。

第四，检查准妈妈的体重是不是在正常范围。

第五，测量准妈妈的身高。如果准妈妈的身高小于等于1.45米，怀的孩子就不要太大。

第六，排除妇科疾病，比如卵巢囊肿、子宫肌瘤等。如果患有子宫肌瘤，也要看肌瘤的大小，如果子宫肌瘤比较小，那问题也不大。如果囊肿或肌瘤的直径大于等于6厘米，我们就把她列入高危人群了。

第七，早期筛查一些高危因素。孕妇到社区卫生服务中心来建档，医生一定会咨询很多相关问题，比如准妈妈的年龄。如果孕妇小于18岁，就属

高危因素

异常妊娠分娩史
- 流产2次以上（自然和人工流产）
- 早产史
- 多年不孕
- 死胎
- 死产
- 新生儿死亡史
- 难产史
- 产后出血史
- 畸形儿史
- 新生儿溶血病史
- 巨大儿史

不良接触史
- 吸烟
- 孕早期病毒感染
- 服用过孕妇禁忌药物史
- 放射线及可疑致畸物接触史
- 职业毒物接触史

心理因素
- 焦虑
- 恐惧
- 精神障碍
- 抑郁症

于高危人群，因为她还没有完全发育成熟；如果大于等于35岁，也属于高危人群。高龄产妇容易发生很多并发症，孩子的畸形发生概率也会高。

剖宫产再孕的准妈妈也属于高

危人群。医生要确认孕妇这次怀孕的时间跟上一次分娩间隔了多长时间，如果太短的话，怀孕后期子宫就容易破裂。剖宫产再孕的妈妈，分娩方式也需要医生来帮她把握一下，是不是能够自然分娩。

对于特殊人群，比如有遗传病家族史的孕妇，医生要问她的家族遗传情况，男方、女方都要问。有一些遗传性的疾病应该在早期进行筛查和排除。

先天发育异常的情况，有的我们能够从外表看出来，比如这个人的骨盆是斜的，脊柱是斜的。我们要排除先天缺陷。因为这些人在怀孕的过程中可能会发生一些问题，包括是否能够承受分娩方式。所以先天发育异常，也属于高危人群。

有异常妊娠分娩史的准妈妈，如果流产次数多于2次，她的子宫内膜受损就比较严重。还有早产、多年不孕等情况，都属于高危人群。

一些心理因素也会对准妈妈造成威胁。现在的年轻人生活的环境跟过去不一样，生活压力比较大，心理问题不容易被发现，所以我们要及早地去了解，准妈妈有没有恐惧、焦虑或家族精神病史等。

还有就是人工受孕、人工授精的情况，这样的宝宝属于很宝贝的，所以我们也将这样的准妈妈列入高危人群。还有患妊娠期并发症的准妈妈，也属于高危人群。

■ ■ ■ 孕期检查的时间和次数

孕期检查的次数是随着怀孕进程而变化的。第一次产检就是当你确认怀孕的时候，一般是在早孕3个月内。产检异常的孕妇要根据医嘱，适当地增加检查次数。比如你来检查的时候，发现血压高了，医生可能会让你提前来复查。增加产检的次数，也是为了避免妊娠期高血压疾病的发生。

说到检查的流程，要从婚前检查说起。现在很多人都没有做婚前检查的意识，不知道新婚夫妇应该到医院的婚前保健科进行婚前体检。

结婚一段时间之后，如果不想要孩子，那就要采取避孕措施。如果想要孩子，就应该看看身体适不适宜怀孕，做孕前咨询保健。这类检查大家可以选择去家附近正规的妇幼保健医院，有一些大的三甲医院也有相关的项目。

怀孕3个月内，应该到社区服务中心去建母

孕期检查时间、次数

- 孕6~13周第一次产检，整个孕期共查7次~11次
- 孕28周前，每月检查1次
- 孕28周后2周检查1次
- 孕36周后每周检查1次
- 产查异常的孕妇遵医嘱按时检查

子健康档案。3个月之后，就该做系统的孕期检查了，一直到分娩，孕期检查有7次～11次。

孩子出生后，所有的儿科保健也要系统地坚持下去，这就叫作临床和保健相结合。产妇出院1个月以内，保健医生会入户访视至少2次，高危人群可能要访视3次。孩子出生后，爸爸应该把母子健康档案交到社区卫生服务中心。服务中心的医生拿到你的保健手册就知道产妇回到家了，他在1周之内会到你家里去访视，快满月的时候，保健医生会再到你家里去1次。如果你属于高危特殊人群，月子中间保健医会增加1次访视。

三、孕期检查的主要内容

■■ 常规保健检查

现在医院的围产检查普遍做得比较好。医院为什么要系统地给孕妇进行孕期检查呢？主要有以下4点原因。

第一是提高出生人口素质；第二是降低出生缺陷的发生；第三是及时发现异常，因为孕期是个动态的过程，不同的时间段妈妈和宝宝都有不同的变化；第四也是我们最终的目的，即为了保证母婴的安全、母婴的健康，降低围产儿的死亡率。

下边这个表格是《孕期保健指南》（第一版）推荐的孕期检查时间及项目。

孕期常规检查时间及项目

内容	常规检查内容		
第1次（6～13周）	1.建立孕期保健手册 3.评估孕期高危因素 5.妇科检查	2.确定孕周、推算预产期 4.血压、体重与体重指数 6.胎心率（妊娠12周左右）	
第2次（14～19周）	1.分析首次产检结果 3.宫高、腹围	2.血压、体重 4.胎心率	
第3次（20～24周）	1.血压、体重	2.宫底高度、腹围	3.胎心率
第4次（25～28周）	1.血压、体重	2.宫底高度、腹围	3.胎心率
第5次（29～32周）	1.血压、体重 4.胎位	2.宫底高度、腹围	3.胎心率
第6次（33～36周）	1.血压、体重 4.胎心率	2.宫底高度、腹围 5.骨盆测量	3.胎位
第7～11次（37～41周）	1.血压、体重 4.胎位	2.宫底高度、腹围 5.制订分娩计划	3.胎心率

第1次检查一般是在你刚刚知道怀孕的时候，孕6~13周。

第1次检查的内容，首先是建立孕期保健手册。关于孕期保健手册，不同的地域可能有差异。我们以北京为例，北京的医院要求准妈妈在孕早期首先要拿到一个母子健康档案，之后再到相关的医院去建档。准妈妈选择去哪家医院分娩，就在哪家医院建档、检查。

这次检查的目的主要是要确定孕周，推测预产期，评估准妈妈孕期的高危因素，以及做血压、体重、体重指数、妇科检查、胎心率等一系列检查。胎心率一般在怀孕3个月的时候可以听到。

第2次检查是在孕14~19周的时候。这次检查是根据首次检查的结果，再进行一系列的常规检查，如血压、体重、宫高、腹围，还有胎心率。

■ ■ 必查项目

除了上面提到的常规保健检查项目，还有一个必查项目。可能全国各地的必查项目有一些差异，这里以北京为例，介绍一下必查项目。

孕期检查必查项目

内容	必查项目		
第1次（6~13周）	1.血常规　2.尿常规　3.血型（ABO和Rh）　4.空腹血糖　5.肝功和肾功　6.乙型肝炎表面抗原　7.梅毒螺旋体　8.HIV筛查　9.心电图检查		
第2次（14~19周）	无		
第3次（20~24周）	1.胎儿系统超声筛查（18~24周）　2.血常规　3.尿常规		
第4次（25~28周）	1.复查空腹血糖或直接行75克OGTT　2.尿常规		
第5次（29~32周）	1.产科超声检查　2.血常规　3.尿常规　4.复查肝肾功能		
第6次（33~36周）	尿常规		
第7~11次（37~41周）	1.产科超声检查　2.NST检查（每周1次）　3.尿常规（每次产检时）4.血常规　5.凝血功能测定		

必查项目包括血常规、尿常规、血型、空腹血糖、肝功和肾功、乙肝表面抗原、梅毒、HIV筛查、心电图检查等9项。

第3次检查也就是孕20周左右，要进行胎儿的超声筛查，主要是筛查胎儿的畸形。一般在孕18~24周时筛查是最好的。之后还有常规检查。

第4次检查的时候有一个特殊筛查是要提示的，孕25~28周要复查空腹血糖或直接做糖耐量筛查，主要是筛查妊娠期糖尿病。

第5次检查是在孕29~32周的时候，再进一步做产科B超的筛查，看看有没有其他可能存在的畸形。因为有的畸形不仅发生在孕18~24周，所以需要补筛一次。

到了孕末期的时候，大概是第7次产检以后到第11次产检，医生会开始给你制订分娩计划，看看产前检查有没有异常，做一次鉴定。如果不能自然分娩，就会告诉你可能需要剖宫产。

最后到了孕末期，还要做一些相关的检查。最主要的是产科B超检查，看看胎盘的位置有没有过低，羊水有没有过少的情况。

从孕37周的时候开始要做胎心监护。一般是每周做1次，每次检查时都要做。

■ ■ 备查项目

除了常规检查、必查项目，还有备查项目，就是有条件的查，没条件的可能就不查了。

孕期检查备查项目

内容	备查项目
第1次（6-13周）	1.HCV 筛查　2. 抗 D 滴度（Rh 阴性者） 3.75 克 OGTT　4. 地中海贫血筛查 5. 甲状腺功能筛查　6. 血清铁蛋白［血红蛋白（105g/L 者）］ 7. 结核菌素（PPD）试验　8. 宫颈细胞学检查（孕前12个月未检查者） 9. 宫颈阴道分泌物检测淋球菌和沙眼衣原体　10. 细菌性阴道病检测 11. 早孕非整倍体血清学筛查（10周~13周+6） 12. 早孕超声检查（确定宫内妊娠和孕周） 13. 妊娠11~13周+6超声检查（测量胎儿 NT 厚度） 14. 妊娠10~12周绒毛活检　15. 心电图
第2次（14~19周）	1. 孕中期非整倍体血清学筛查(15~20周) 2. 羊膜腔穿刺检查胎儿染色体（16~21周）
第3次（20~24周）	宫颈评估（超声测量宫颈长度)(早产高危者）
第4次（25~28周）	1. 抗 D 滴度复查(Rh 阴性者) 2. 宫颈阴道分泌物 fFN 检测（早产高危者）
第5次（29~32周）	超声测量宫颈长度或宫颈阴道分泌物 fFN 检测
第6次（33~36周）	1.GB5 筛查（35~37周） 2. 肝功、血清胆汁酸检测(32~34周，怀疑 ICP 孕妇） 3.N5T 检查(34孕周开始）　4. 心电图复查（高危者）
第7~11次（37~41周）	无

第 1 次检查时，也就是你刚刚知道怀孕的时候，有些医院还会做 HCV 的筛查、抗 D 滴度的筛查、糖耐量的筛查、甲状腺的筛查、地中海性贫血筛查。其中地中海性贫血筛查是针对地域的，比如广西，当地地中海贫血发生率比较高，这一项是要常规筛查的。如果一个广西的准妈妈换了一个城市工作，你要跟医生说，你是哪个地方的人，申请做一下这个筛查，尽量避免出生缺陷的发生。

备查项目是根据不同的人群来决定是否需要筛查。备查项目比较多，一共有 14 项。在这里我们强调一个重点，就是第 2 次产检（孕 14~19 周）的备查项目，也就是 20 周以内要做的筛查——非整倍体血清学筛查，主要是查一些染色体的异常。

有一部分准妈妈孕 16~21 周的时候是需要做羊水穿刺的，它主要是筛查染色体的异常。

第 3 次检查时（孕 20~24 周）要做宫颈的评估，看看孕妇有没有早产的征兆。

通过这样一个表格我们就可以看到，孕期检查是一个系统的检查，主要是为了保障母婴的健康和安全，因此准妈妈应重视孕期检查。

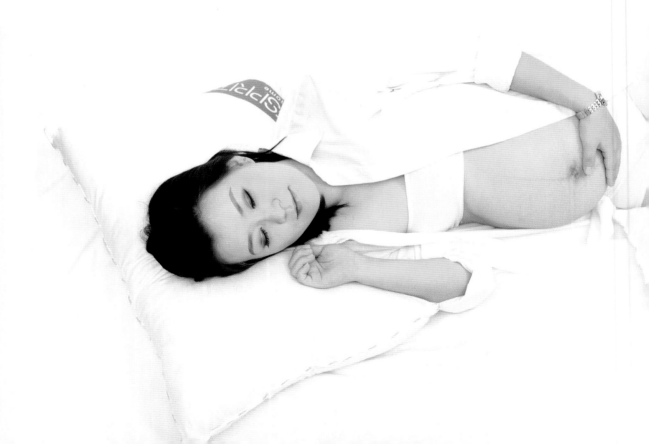

孕期常规检查

上一节，我们介绍了孕期检查的基本概念，现在来详细说一说孕期常规检查。

其实很多准妈妈怀孕了以后，自己也不太清楚需要做什么。到医院去做产检，基本都是被动的，医生让做什么检查，拿着单子就去查了。这些检查是做什么的，目的又是什么，很多准妈妈可能都不是很了解。

我们通过下面这个图表可以看到，孕期常规检查有血压、体重、宫高、腹围，还有一些相关的辅助检查，比如B超、心电图监护、胎心监护（NST）、血尿常规、肝功检查，还有血糖、唐氏筛查，以及妇科的常规检查。

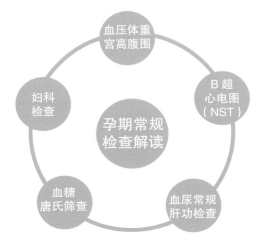

一、产检必查项目：血压、体重、宫高、腹围

■■■ 血压

血压可反映准妈妈最基本的身体健康情况，这个检查有助于我们及时发现准妈妈的异常血压。什么叫异常血压？就是你的收缩压大于等于140mmHg和（或）舒张压大于等于90mmHg，正常血压收缩压应小于130mmHg、舒张压小于85mmHg。

如果出现血压高的情况，也不要慌张。我在医院曾经遇到过一个准妈妈，丈夫带着她来了，说"大夫我们要住院"。问他们为什么要住院，说是因为血压高。准妈妈说："我最不愿意住院了，之前我血压从来都不高，不知道现在怎么了。"我就让她丈夫去办理住院手续，我给准妈妈做常规体检。我给她量血压、听胎心，宫高、腹围检查一遍，再一量血压又不高了。还真跟准妈妈说的一样，血压还真不高。为什么刚才血压高了？很有可能是因为准妈妈来做检查，上上下下、跑前跑后，一着急或者一紧张，血压就高了。所以我建议准妈妈到医院产检的时候，如果情绪激动，不要马上量血压，让自己稍微休息一下，等情绪稳定之后再去测血压。如果血压高了，又没有其他的表现，准妈妈对自己的身体比较了解，也可以跟医生说明一下，复测血压。

准妈妈对于自己的血压要有一个基本的了解，比如有没有家族病史。另外还要看你有没有一些自觉症状，比如头晕、眼花、眼前冒金星、恶心、呕吐，这些可能都跟血压有一定的关系。但是很多人早期没有症状，就很容易被忽略。

准妈妈还要留心自己的基础压是多少。有的人基础压低，平时就60mmHg~90mmHg，特别稳定，当血压上升到80mmHg~120mmHg了，她就会感觉不舒服，但数据显示又在正常范围内。这往往是我们容易忽略的。如果血压高，医生会再次预约产检时间，可能下次就要早来一点儿了。间隔时间缩短，可能之前是2周来1次，现在可能1周就要来复查，看看血压恢复的情况。

■ ■ 体重

常规检查的一个重点就是测量体重。体重是反映一个人身体健康状况的标志之一。有一天我遇到了医院的一个同事，好久不见他，发现他整个人变得特别瘦，我差点儿认不出来了。后来一问才知道，他患糖尿病了。糖尿病"三多一少"，一目了然就能看出来。准妈妈是一个特殊的人群，更应该关注自己的体重，这也直接关系到胎儿的健康状况。胎儿在子宫内发育的情况，通过测准妈妈的体重我们能及时地了解。

坚持关注体重

说到体重，我想问问准爸爸、准妈妈，你们有没有经常测量体重的习惯？我有每天测量体重的习惯。测量体重不但要每天坚持，测量的时间也是需要固定的。比如，有的准妈妈习惯下班回来量一量，时间是固定了，但是这个时间可能有很多不确定因素，吃得多了、少了，多喝水、少喝水，都会影响到测量结果的准确性。

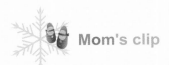 Mom's clip

我早上起来后先喝一杯凉白开，喝完以后去卫生间把膀胱排空，回来就站在体重秤上测量体重。每天都是这个时间、这个流程。在早上称体重，排除了饮食、饮水的干扰，得到的测量结果比较准确。每天在这个最佳时间测量体重，坚持下来就会得到一组准确有效的体重记录。

除了时间，量体重的秤也应该固定，因为有的秤是需要校对的，秤与秤之间会有一些误差。不要今天出差在酒店看到有秤就称一次，明天去朋友家又称一次，这样得到的数据也是不准确的。

我的习惯是定时、定点关注自己的体重。如果体重长得过多了，我马上要找找原因；体重下降了，也不要盲目高兴，要问问自己是不是有什么因素影响了身体，及早发现身体的一些异常情况。

体重增长的规律

孕妇属于特殊人群，不同时间段的体重增长是不一样的，同时也是有规律的。

首先，我们来看看孕早期准妈妈体重的变化情况。孕早期由于有早孕反应，准妈妈的体重增长不是很明显，甚至有的人会下降。剧烈的早孕反应会影响到准妈妈的进食，这时候容易发生酸中毒，所以我们要进行一些检查。比如，准妈妈吐得严重的时候要查一查尿，看看有没有尿酮体，有的话就要采取措施治疗，否则会影响宝宝的健康。

在这里提示一下，有一些准妈妈孕早期没有早孕反应，这就比较麻烦。没有早孕反应的人第一时间知道自己怀孕了，跟家里人一说，家里人可开心了，终于怀孕了，家里要有宝宝了。于是准妈妈开始受到全家人的关注，家人都想着要给她买很多好吃的，有营养的，应有尽有。她又没有早孕反应，胃口很好，结果可能孕早期的时候就营养过剩。其实孕早期准妈妈不需要吃得太多，如果早期体重基数已经上去了，到了中、晚期就

很难控制。孕早期摄入的营养跟我们平时的营养应该大致相同。

到了孕中期，由于早孕反应消失了，准妈妈的食欲变好，这个时候体重是最难控制的，容易导致体重超标。所以我们应该注意营养饮食，还有运动。当然准妈妈也要理性对待体重的增长，不要一看到数字长了就慌张，适度的体重增长是必然的。这个时候建议准妈妈的体重增长每周不能超过0.5千克，这是一个关键性的数值，大家要记住。

最后到了孕晚期，孕晚期的体重增长值是一个参考值，尤其是要注意准妈妈有没有妊娠期并发症的发生，比如，妊娠期高血压疾病、糖尿病。体重虽然不是一个诊断标准，却

体重急剧增加的危害

- 预示准妈妈机体异常，如隐性水肿等
- 妊娠高血压风险↑
- 巨大儿→产道阻力↑，难产风险↑
- 产后宫缩乏力→产后出血
- 长大后成为肥胖儿，妊娠糖尿病风险

是一个非常重要的参考依据。

关于体重的变化，我们从急速增长和增长缓慢两个方面来给大家介绍，这两种情况都要尽量避免。其实一个人营养均衡、体重平衡是最好的，但是想达到平衡却是不容易的。准妈妈在怀孕期间可能会遇到两种状况，一种是体重急剧增长，噌噌地长；还有一种是体重不增长或者是增长缓慢。这两种情况都会对母亲和孩子的健康有影响。

如果体重急剧增长，准妈妈会发生哪些问题呢？

体重如果急剧增长，首先我们要考虑准妈妈的身体会不会有一些异常，比如有没有水肿。水占人体的比重比较大，如果有隐形水肿，或者一按小腿前方有坑了，并且半天不恢复，就说明有水肿了，这种情况准妈妈的体重就会增长。还有就是妊娠期高血压疾病的风险会增加。如果你的体重增长得特别快，我们就要警惕，注意观察血压。

体重增长过快对孩子的影响是什么呢？孩子容易变成巨大儿。如果宝宝太大了，准妈妈的自然分娩就会成问题。如果不能自然分娩，是不是就只能剖宫产了？剖宫产对妈妈的身体和宝宝的身体都会带来很大的风险。如果胎儿很大，妈妈还是坚持自己生，子宫复旧可能会

比较困难，可能会发生分娩期的大出血。因此，准妈妈和宝宝体重过度增长都会带来一些风险。

体重不增或增长缓慢，也并不一定就是值得高兴的事情。我一般见到体重增长缓慢的准妈妈都会问一句"你有没有偏食、挑食"，出现这种情况的基本上都是偏食、挑食的人。偏食很容易导致胎儿营养不足，最后引起胎儿宫内发育迟缓，这样会影响孩子的健康。

因此，体重过度增长，不好；体重不增或缓慢，也是不好的。

为什么我们对于体重增长那么关注呢？因为现在孕期营养过剩的准妈妈比较多。这就涉及一个人的脂肪堆积、脂肪组织的生长问题。

我们通过以下图表来看看脂肪组织生长发育的一个特点。

发育特点 { 青春期前：细胞数量↑

青春期后：细胞体积↑

脂肪的生长发育，青春期前（含青春期）是以细胞数量增长为主。胎儿期是指孕30周至出生，这是胎儿生长发育的高峰。乳儿期是指出生至1岁半，这一阶段细胞数量跟喂养有关。胎儿期、乳儿期细胞数量的增加占了青春期前细胞总增加量

的1/3，如果这段时间脂肪组织的数量没有控制好，孩子的脂肪细胞数量增长过多，成年后肥胖发生的概率也会高。很多成人都在减肥，减肥减的是什么呢？是脂肪的体积，它的数量是减不了的。青春期后，细胞的数量已经固定了，这时是以脂肪细胞体积增长为主的。

一个足月宝宝到了孕末期应该多重呢？准妈妈足月时体重增长的分配，以3300克左右的孩子为例，其中胎盘就要占到700克～800克；羊水的重量比较多，要占到1千克左右；乳房占450克左右，乳房逐渐地增大，是为了哺乳做准备；血容量增加1.5千克左右，还有脂肪以及一些组织、水存量等。

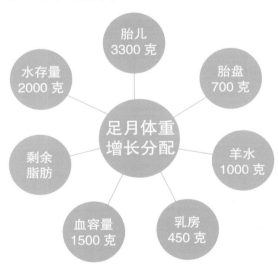

宫高、腹围

产前检查还有一个常规项目就是量宫高、腹围。量宫高、腹围，一是为了了解胎儿在妈妈肚子里的生长发育状况；二是观察羊水量，有的人羊水过多，她的宫高、腹围就比较大。

宫高主要指的是下腹耻骨联合处上方到子宫底的长度。腹围是以妈妈肚脐为圆心，拿一个软尺从下边绕一圈的周长。

怀孕不同时期的宫高是不一样的，它有一个标志性的变化。怀孕4个月的时候，宫高在肚脐与耻骨之间；到了5个月的时候，宫高一般就与肚脐持平了。宫底一摸正好是在肚脐的位置。这是一个标志性的变化。随着孩子一天天长大，子宫再逐渐地上升。到了孕末期，宫高就到了剑突的下边，也就是胸骨的位置。最后，为了分娩做准备，胎儿逐渐地下降到骨盆底部，这时候宫底开始有所下降。你突然感觉到有点舒适了，不会像原来觉得气短、胃口不好，那就是宝宝开始入盆、为分娩做准备了。

到了孕37周，我们还要做骨盆鉴定，它主要是为确定分娩方式提供依据。看看宝宝是否入盆，是否能够经过产道分娩。

正常宫高

孕月	宫底高度
4个月	脐、耻之间
5个月	脐平
6个月末	脐上1横指
7个月末	脐上3横指
8个月末	脐与剑突之间（胸骨下）
9个月末	剑突下2横指
10个月末	宫底略有下降，在脐与剑突间

二、妇科检查

除了体重、宫高、腹围外，另一组要查的就是宫颈，要检查宫颈的成熟度。因为到了孕末期，宫颈要为分娩做准备，也会有一些变化，比如，宫颈管消失、宫颈变软、胎头下降等。

阴道分泌物也要检查。有一些人到了孕末期可能分泌物比较多，比较稀薄，这时主要看看有没有炎症，比如瘙痒、异味等。如果感觉异常，应该让医生帮你看看是否有阴道炎症。如果有炎症，该治疗就得治疗，该用药就得用药，要遵医嘱。

三、孕检辅助手段：B超、心电图

■■ B超

孕期检查有一些辅助诊断手段，包括B超、心电图，还有NST。NST指的就是胎心监护。孕中、晚期做B超，主要是观察子宫和宫内胎儿发育的状况，了解胎儿生长发育是否有增长过快或者巨大儿的趋势，是否发育迟缓。B超可为临床医生提供辅助诊断的依据，但不要绝对依赖它。

这里我要强调一点，做B超是给临床医生提供辅助诊断依据的。现在有一些年轻妈妈对怀孕非常重视，又很好学，就产生了一个现象：准妈妈拿到B超结果之后就会上网搜，可是有很多医学名词没有专业背景知识的人是不太了解的，网上又说什么的都有，甚至有很多罕见的、耸人听闻的案例，这就很容易给准妈妈造

孕早期B超的作用

- 确认怀孕
- 推算预产期
- 排除宫外孕
- 筛查唐氏综合征

成误导和不必要的紧张。所以如果有什么疑问我建议大家还是去问产科医生，问B超医生，不要自己随便地去解读B超结果。

我们来看看做B超的目的是什么，不同的时间做B超有不同的作用。

孕早期做B超首先是要确定怀孕。有的人月经不规律，可能3个月来一次或半年才来一次，她自己什么时候怀孕的都不知道。这时候做B超可以给我们推算预产期提供一个参考的依据。因为胎儿长到一定天数的时候，就该有胎心了。

再就是排除宫外孕。有一些早孕的孕妇，突然间感觉到腹痛或者阴道出血，我们要通过做B超来确定胚胎是种植在宫腔里边，还是在输卵管或者其他异常位置上。如果有异常情况要排除，因为宫外孕容易导致大出血，是有生命危险的。通过做B超我们可以看得很清楚。

还有一个叫唐氏综合征也就是21-三体综合征的早期筛查。通过做B超，可以看到胎儿颈部的透明带，也叫NT。这是孕期第一次筛查先天愚型。

到了孕中、晚期，做B超又有了新的目的。孕20~24周，我们要做排畸的筛查，因为这个时间段有一些畸形是可以通过B超提早发现的。这时主要看胎儿的内脏、骨骼还有胎盘的位置，同时还要看准妈妈有没有妇科疾病，比如子宫肌瘤、卵巢囊肿等，另外还要看羊水的量。我们现在可以提早到孕18周进行排畸。医生会给你预约。到了孕28~32周，我们还要进行进一步的筛查，主要是筛查胎儿的心、脑、肾。因为有一些畸形是发生在这个时间段的，所以医生要进行再次筛查。

了解了B超的种种目的，大家就知道B超不是盲目去做的。做心、脑、肾筛查的时候，报告单上会出现一些数值，比如脑室、肾囊等，有的人看到这些数据，就会把自己的数据和别人的做比较，发现别人怎么是那样，我怎么是这样，一比较可能又会开始紧张。在这里再次强调一下，这些数据主要是给医生提供参考依据的，大家不要为这些数字而纠结。专业的医生才能了解得比较清楚，准妈妈不要自行解读B超结果，以免造成一些莫名的紧张。

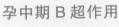

孕中期B超作用

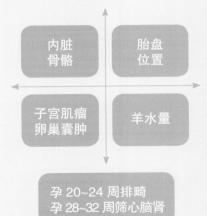

内脏骨骼　胎盘位置
子宫肌瘤卵巢囊肿　羊水量

孕20~24周排畸
孕28~32周筛心脑肾

孕晚期还要进行一次B超检查。首先是看胎儿的双顶径，它决定了胎头的大小。胎儿的头是不是能够顺利地经过妈妈的骨盆，妈妈的骨盆跟胎儿的头是否能够相适应，它给临床医生提供了一个辅助的参考依据。

B超还可以检查胎儿的股骨以及胎位。看胎儿的胎位是头位还是臀位，尤其对一些腹部皮肤或脂肪比较厚的准妈妈，有时候医生用手摸查得不是很清楚。除了羊水，还要看胎盘。胎盘主要是看胎盘的功能，胎盘功能一般分一级、二级、三级，三级是成熟胎盘。

为什么到了孕末期要再次做B超呢？因为孕末期羊水在逐渐减少，此时羊水的数值可以给医生一个参考。

孕晚期B超的作用

- 胎盘
- 双顶径
- 股骨
- 羊水
- 胎盘

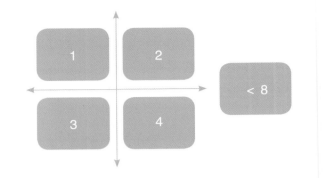

从上图我们可以看到，羊水少的时候，B超医生就会给你查4个象限的羊水。他会给你画个十字，4个象限的羊水数值加起来不能小于8，如果小于8，就是羊水少的表现了。一旦出现羊水少的情况，医生会给你做出相应的诊断，或者是相应的处理，不需要准妈妈自己做出干预。有的妈妈一听羊水少了，就问是不是要多喝水，能让羊水多一点儿，这都不一定。你听医生的安排就可以了。

关于B超，我平时上课的时候发现准妈妈们跟我咨询的问题挺多的，因为她不了解这个专业，有时就会造成莫名的紧张。这个值应该是多少，那个值应该是多少，包括身边一些朋友七嘴八舌出主意，可能反而会使准妈妈走入误区。有一些准妈妈可能会有疑问，说孕期做了这么多次B超，对孩子会不会有影响。只要是医学需要的检查，我们该查就查。因此我不主张大家随意地去增减做一些影像的筛查。

■ ■ ■ 心电图

接下来还有一个辅助检查就是心电图。随着子宫的不断增大，准妈妈的心脏负担会加重，有些人可能原来有过心脏的不舒服，但是没有及时发现。在孕期，我们要提早筛查，看看准妈妈的心脏能否承受分娩的过程。有一些心电图异常的情况，我们可能还要做远程的心电图监控。如果准妈妈有严重的心脏病，分娩时心脏功能负担不了，那就要转到综合医院，随时可以做紧急状况的抢救。

四、血、尿常规检查

血、尿常规是重要的常规检查。关于这个检查我想跟大家说的是，你要关注两个问题，一是有没有贫血，二就是尿蛋白。

答疑解惑

Q：老师，我有一些疑问。身边有很多的朋友说 B 超不要做太多，因为 B 超会有一些辐射，是这样吗？

A：这就是大家不太了解 B 超这个专业的缘故。B 超实际上是一种超声波，如果有问题的话我们就不会给孕妇做这样的检查了。你看孕期有多少检查是给你照 X 射线的？几乎没有。X 射线和 B 超是不一样的。对于产科医生的检查，准妈妈可以尽管放心，有异常情况，有危险，有风险，医生一定会在第一时间帮你把关。现在有很多人不是质疑 B 超可不可以做，而是担心做 B 超的次数。当你需要检查的时候就去检查，医生会按部就班给你安排该什么时候去查什么项目，你不要自作主张增加或减少检查次数。

某些人怀孕以后很想知道孩子是男孩还是女孩，她不是重男轻女，就是纯粹好奇。但是医院禁止做非医学的性别鉴定，这是有法律规定的。有的人就托熟人、找关系，1 次没看清楚就看 2 次，甚至看好几次。我觉得大家不要为孩子的性别纠结，反复地去做 B 超。

B 超是一个特殊的专业，医生是需要经过专业培训的。如果你问我有些特别专业的知识，我也需要查找资料。

大家提到的 X 射线，它属于放射科，跟 B 超科完全是两个独立的科室，性质是不一样的。所以你们可以尽管放心，也可以告诉你们的朋友。

通过血红蛋白能够判断孕期是否发生了贫血，一旦发生贫血，我们要及早纠正。如果你贫血，血红蛋白的数值就会减少，因为血红蛋白主要负责运载氧，胎儿的大脑供血、供氧也会受影响，甚至对孩子以后的智力也会有影响。因此我们要及早发现，及早纠正。孕妇的血红蛋白标准数值到底该是多少？一般不低于110。如果一旦有早期贫血症状，医生都会提示准妈妈，必要的时候需要药物纠正。

关于尿蛋白，如果连续2次检查结果都有加号，或者间隔一次出现了加号，要警惕有妊娠期高血压的风险，以及是否有肾脏疾病，必要的时候要请内科大夫排除一下。

五、糖耐量筛查

孕24~28周要做妊娠期糖尿

OGTT 正常值

- 空腹血糖　　　　　5.1mmol/L
- 服糖后 1 小时　　　10.0mmol/L
- 服糖后 2 小时　　　8.5mmol/L

病的常规筛查，避免一些并发症的发生。

我国从20世纪90年代以后巨大儿的出生数量增多了，经检查发现有很多准妈妈都患有妊娠期合并糖尿病，所以就开始进行常规的血糖筛查。糖耐量的筛查也叫"OGTT 筛查"，这个筛查分为4步实验法。

1. OGTT 筛查前一天，晚餐后禁食8～14小时。

2. 先测空腹血糖。

3. 然后将 75 克葡萄糖加300毫升水，5分钟内喝完。

4. 分别测服用糖水后1小时、2小时的静脉血糖。

做糖耐量筛查的前一天，晚餐以后就要开始禁食8~14小时。有的人不知道，喝了水，吃了东西，血糖的化验值可能就要受影响。到医院后先测空腹血糖，第一时间先把血抽了，之后把75克的葡萄糖溶解在300毫升的水中，在5分钟之内喝完。从喝第一口开始计时，之后1小时抽一次血，2小时以后再抽一次血。

通过上面的图表我们可以看到，正常空腹血糖值是 5.1mmol/L，服糖后 1 小时是 10.0 mmol/L，服糖后 2 小时是 8.5 mmol/L。

如果其中一项指标异常，我们现在都会比较严格地诊断为妊娠期糖尿病。有的专科医院会把你转到营养门诊或者特殊门诊，对你进行营养指导、运动指导来监测血糖，定时监测。给你开出一个营养处方，让你回去照着处方做。下次复查时再来检查你的营养摄入、饮食记录，根据情况调整方案。

孕期其他相关检查

以上5项常规检查说完了，接下来讲讲其他相关的检查。

一、水肿检查

人的小腿前侧有2根骨头，一根是胫骨，一根是腓骨。我们用手去摸摸这两根骨头的旁边，尤其是外侧，用手去压一压。压一下之后手抬起来，看看有没有一个小坑。如果有一个小坑，并且半天才恢复，那就说明有水肿。水肿一般在孕末期容易发生，大概有1/3的孕妇在孕34~36周的时候出现水肿。当然也有人水肿的现象出现得比较早，那就更应该引起注意。

二、触诊（摸胎位）

还有一个相关检查是触诊。触诊又叫"摸胎位"，也就是胎方位。胎方位实际上就是胎宝宝先露部指示点与母体骨盆的相对位置关系。胎方位怎么摸呢？我们一般会让准妈妈仰卧，屈膝位，医生用两只手交替来摸。摸一下胎儿的头、肢体和准妈妈的宫底，看看位置在哪儿，用手是可以

感受得到的。胎儿是头位还是臀位，都是通过这样的检查来完成的。

三、NST（胎心监护）

NST也就是胎心监护，孕37周以后一般是每周要查一次。检查时主要观察什么呢？主要观察胎心和胎动。胎儿在子宫内的发育生长状况，主要是靠观察胎心和胎动来反映的。正常的胎心应该是多少呢？正常的胎心在120次/分~160次/分之间。胎心主要反映胎儿对氧的储备，如果胎心异常，就说明可能有宫内缺氧的状况了。我们想一想，如果胎心快，可能会跟什么有关系？除了刚才提到的缺氧问题，还有一点，胎动的时候胎心会加快。

说到做胎心监护，我曾经遇到一些妈妈向我咨询，问能不能买一个自己回家操作的胎心监护仪。我说："我不主张你买，你在家并不需要给孩子做这样的检查。一旦你发现胎心快，是不是会很紧张？而你并不了解影响胎动的因素。"

胎心监护一般做20分钟，准妈妈采取

的姿势一般是半坐卧位，不是平躺，医院监护室里一般都会准备一个靠椅。20分钟以内如果宝宝反应良好，那就没有问题。有一些人在做胎心监护的过程中，孩子一点儿动静都没有，医生就会说"你先去活动活动，一会儿我们再复测一次"，或者是再持续做20分钟，加起来一共40分钟。如果有异常情况，医生会处理，所以大家不用担心。

四、唐筛检查

唐筛检查是"唐氏综合征产前筛选检查"的简称。目的是通过化验孕妇的血液，结合其他临床信息来综合判断胎儿患有唐氏综合征的危险程度。如果唐筛检查结果显示胎儿患有唐氏综合征的危险性比较高，就应进一步进行确诊性检查——羊膜穿刺检查或绒毛检查。

唐氏综合征又叫作21-三体综合征、先天愚型，主要是一种染色体异常疾病。准妈妈应该在孕15~20周的时候进行抽血筛查。如果抽血筛查结果异常，胎儿患唐氏综合征的风险高，我们可能会让孕妇做羊穿，就是羊膜穿刺（孕16~21周做），进行确诊性检查。有一些妈妈一听到做羊穿就会很紧张，觉得要承担很多风险。风险确实有，但发生概率不是很高。现在也有一种无创筛查（现在公立医院没有此项服务），但是费用比较高。

如果准妈妈是35岁以上高龄初产妇，那就不用做那些抽血的筛查了，要直接做羊膜穿刺。因为35岁以上属于高危人群，胎儿发生出生缺陷的概率比较高。有一些妈妈真的是不愿意做，我建议最好还是听医生的，该做的检查还是要做。

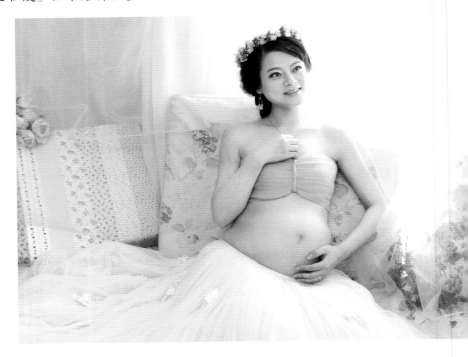

孕期自我监测

除了去医院进行常规检查、相关检查，我们还鼓励准妈妈在家里进行一些孕期的自我监测。这个自我监测指的就是数胎动。这个胎动应该什么时候数呢？北京的准妈妈有一个母子健康档案，上边写着从孕30周开始数。有的准妈妈还要问，什么叫胎动呢？胎动什么时候有呢？

一般胎动从怀孕20周左右出现。有的人会早一点儿，有的人会晚一点儿。因为每个人的敏感度不一样，腹部皮肤的薄厚也不一样。我们关注胎动，是为了及早发现胎儿宫内缺氧的状况。什么时候开始数胎动？刚才提到是从怀孕30周开始数。胎动有什么规律吗？在这里我想告诉大家，胎动真的没有什么共同的规律可循，但是每个宝宝有他自己的规律，准妈妈监测久了，慢慢就会发现她的孩子大概会在什么时间动。因此，我们重点给大家介绍，你应该怎么具体记录胎动。

关于胎动的误区

有一个妈妈和我说："席老师，我今天听到我家孩子的心跳了。"我说："你怎么会听到心跳呢？"她说："真的，就是怦怦的声音，特别有规律。"我忍不住笑了："那我知道了，你要是能听到心跳，那我们

孕期自我监测——数胎动

- 第一次胎动出现时间——孕20周
- 数胎动——自我检测方法
- 何时开始数——孕30周
- 胎动规律——因人而异

医院都不用多普勒了。这是小孩在妈妈肚子里打嗝，你不要把它当作胎动来记。"她有点儿不相信："小孩子在肚子里还会打嗝呢？"我说："对，而且很有规律，一段时间以后就消失了，不用管它。"

所以在记胎动之前要学会区分什么是胎动、什么是打嗝。

准妈妈记录胎动，早、中、晚各记录1次，每次记1小时。我建议各位妈妈，摸到宝宝胎动的规律后尽量定时记录。如果早晨9点记，就都坚持早晨9点记；如果晚上9点记，就都在晚上9点记。记录的时候，建议大家采

取左侧卧位，一边用手抚摸你的宝宝，一边用心去记。不能一边记着一边看电视或做其他事情，因为这样会分散你的注意力，也许孩子动的时候你都没有感觉到。每次胎动有的孩子持续时间比较长，他"咕噜咕噜"在肚子里动一阵，这样算1次。我们把3次胎动的次数加起来再乘以4，就是12小时的胎动次数。12小时的胎动次数应该是多少呢？应该大于30次，每小时的胎动平均3~5次。如果小于20次，是要引起注意的。小于10次那就是胎动少，那就属于异常了，要到医院去检查。如果1小时胎动少于3次，也需要到医院去检查，这说明孩子在妈妈子宫内可能有缺氧的状况。

数胎动的时候，教大家一个小方法，家里如果有小纽扣或者围棋的棋子，可以拿过来，宝宝动一次，就拿一颗扣子或棋子扔到小盒里，这样比较好记忆。别记着记着一会儿就记乱了，不知道刚才数到多少了。如果要是有一个胎动计数表最好，早、中、晚的胎动各是多少，今天的日期是多少，这样每天连续记录，确保能及时发现胎动异常。

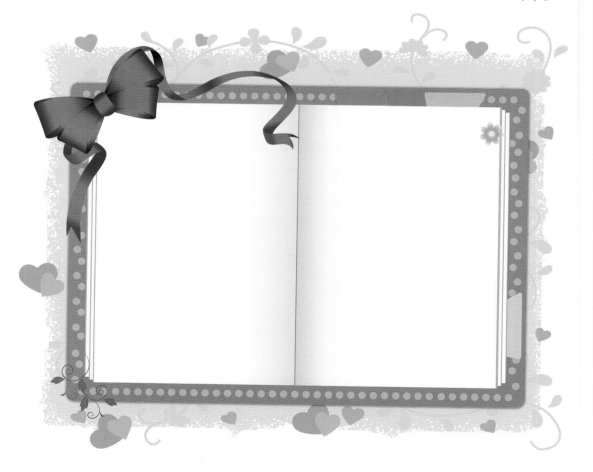

胎动记录表

怀孕周数	28 周							29 周							30 周						
天数	1	2	3	4	5	6	7	1	2	3	4	5	6	7	1	2	3	4	5	6	7
早																					
中																					
晚																					
12 小时胎动次数																					

怀孕周数	31 周							32 周							33 周						
天数	1	2	3	4	5	6	7	1	2	3	4	5	6	7	1	2	3	4	5	6	7
早																					
中																					
晚																					
12 小时胎动次数																					

怀孕周数	34 周							35 周							36 周						
天数	1	2	3	4	5	6	7	1	2	3	4	5	6	7	1	2	3	4	5	6	7
早																					
中																					
晚																					
12 小时胎动次数																					

怀孕周数	37 周							38 周							39 周						
天数	1	2	3	4	5	6	7	1	2	3	4	5	6	7	1	2	3	4	5	6	7
早																					
中																					
晚																					
12 小时胎动次数																					

怀孕周数	40 周						
天数	1	2	3	4	5	6	7
早							
中							
晚							
12 小时胎动次数							

注
- 每天早、中、晚各数胎动 1 个小时，并且每次时间要固定以保证规律性。
- 12 小时胎动次数 =（早 + 中 = 晚）× 4
- 每个宝宝都是不同的，你的胎动次数跟其他准妈妈可能会非常不一样。
- 连续的一串胎动算作 1 次；一跳一跳的打嗝不能计入胎动次数。
- 如果胎动次数跟平时的平均胎动次数相比，增减幅度超过 50%，请立即到医院就诊。
- 如果胎动连续 3~4 天明显偏离通常的胎动规律，建议咨询医生。

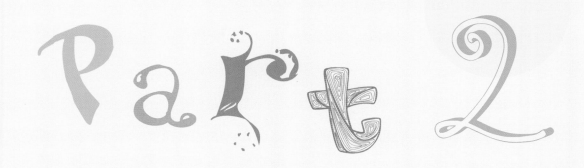

第2课

健康与美丽同在：
孕期营养与运动

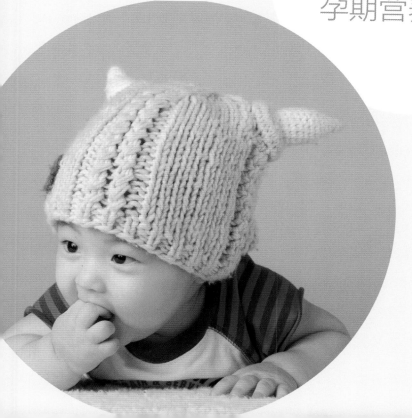

孕期营养、运动知多少

有一些准爸爸、准妈妈跟我说："席老师，能不能给我们讲讲养生？"仔细一想，我讲的其实就是"养"和"生"。这个词对我们准爸爸、准妈妈来说真的是比较恰当。养呢，一是指准妈妈的营养，二是指养胎；生呢，是说我们要生育一个宝宝，养育一个宝宝。宝宝也有三养：生养、喂养和抚养。我们不仅要生一个健康的宝宝，更要好好地抚养他长大成人。

每个妈妈都希望自己的宝宝健康。看到别人家宝宝灿烂的笑脸，我们希望自己的宝宝今后也能这样健康、幸福。想要母子安康，首先准妈妈孕期的时候就要保持身体健康，健康的妈妈才能孕育健康的宝宝。孕期营养对于准妈妈和胎宝宝而言是很重要的，下面我们就介绍一下孕期营养和运动。

孕妇是一个特殊的群体，为什么你的营养至关重要？因为你的腹中孕育着一个小宝宝。准妈妈的营养关系着两代人的健康，一方面是你自己，另一方面是你腹中的宝宝。说是两代人，其实远

远不止两代，而是代代传承下去。你的孩子今后也要繁衍生命，他们也会有自己的后代，所以孕期的营养影响着我们民族整体素质的提高。

关注一个孩子的健康，首先要关注孕育生命的母亲。一个家长到我这里来咨询，说她家孩子有怎样的问题。我首先会问妈妈："你怀孕的时候营养是否均衡、是否全面？有没有偏食、挑食，有没有并发症？"孩子在你肚子里就像一棵树的种子，慢慢地发芽、长大。如果种子就没有培养好，那么今后这棵树就很难长好，就会出现这样那样的问题。

孕期的营养、运动和分娩是密切相关的。如果一个人只注意了营养，不注意运动，那么体重也会过度增长，造成脂肪堆积。如果体重控制不好，营养不均衡，很容易养成一个巨大儿，会影响分娩。既要重视孕期营养，又要根据自己的身体状况合理安排运动，这样才有助于顺利分娩。

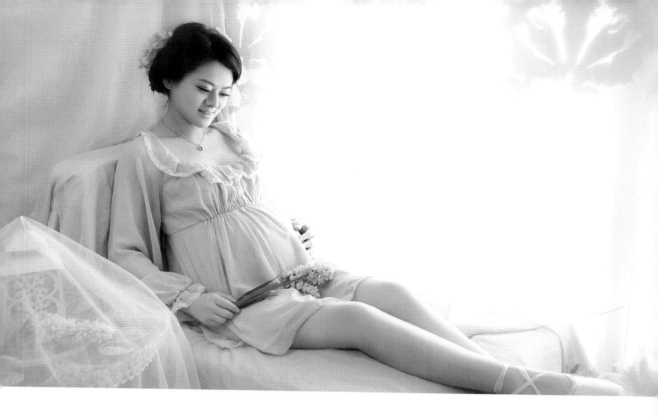

一、孕期营养状况至关重要

对于一个人来说，营养情况可能有3种，一是营养不良，二是营养科学合理，三是营养过剩。营养科学合理，说起来容易，做起来其实不容易。我们身边有很多美食的诱惑，而很多美食可能并不健康。可能为了一时的口腹之欲，馋得不行，心想"我就吃这么一次"，可是一次一次这样日积月累，就会给自己的身体带来很多麻烦。现在都市人的营养过剩就是因为生活条件好了，什么东西都可以买得到，也有经济能力想吃什么就吃什么，所以食物的供给不是问题，问题是我们居然不知道怎么吃。

过去，生活条件比较差，一家有好几个孩子，生活比较困难，大人、孩子都容易出现营养不良。现在我们的生活水平提高了，这种情况不太容易出现了。那么现在人们有没有营养不良呢？其实也是有的。这种营养不良主要是什么呢？是偏食、挑食。现在"80后""90后"大多都是独生子女，在成长的过程中被家长过度溺爱。孩子想吃就吃，不想吃就不吃，爱吃的东西就随便吃，想吃多少就吃多少，也不注意量的控制，所以养成了年轻人一些不良的饮食习惯，导致了营养不良。

不管是营养不良还是营养过剩，对妈妈和宝宝都有不良的影响。因此，准妈妈既要保证孕期的营养需求，又不要过度饮食而造成营养过剩，同时注意合理运动，为顺利分娩奠定良好的基础。

二、准妈妈的"四高一低"

现在的"80后""90后"，在生育问题上普遍存在有"四高一低"。这"四高一低"是什么？一说起来大家都觉得是高血压、高血脂、高胆固醇，把慢性病都给列出来了。根据年代的不同，这"四高"还有不同的说法。

第一"高"是高龄。看看身边年轻的女性，现在结婚生子都是多大岁数？我自己是25岁生的孩子，但是现在身边的人，有多少是25岁就把孩子生出来的？在其他的省市和地区，人们生孩子要比在北、上、广这样的大城市生活的人早。我在北京做活动的时候，观察到来的妈妈中30岁上下的居多。所以高龄是现在女性生育最大的问题。

为什么女性的生育年龄越来越大？因为现在人们普遍学历高。以前人们初中、高中毕业就开始工作，现在都会读大学，有的人还要读硕士、博士。还有一些年轻的女性，毕业以后参加工作，受工作岗位的限制，在很长一段时间内不能要孩子。

这些外界的因素，都导致女性怀孕的年龄逐渐往后推移。

第二"高"是高知。现在大家上学、继续深造的机会多了，受教育水平都比较高。而高知带来的问题就是，对生孩子这件事知道得越多就越紧张。怀孕、分娩的知识，过去很多人都不知道，现在网络发达了，大家通过各种渠道获得了这方面的知识，有些人就担心自己会不会发生这样、那样的情况，很多不好的事情都和自己对号入座，给自己带来了很大压力。高知是人们综合文化素质提高的好现象，但是任何问题都可能是"双刃剑"，过度忧虑就会给女性带来很大的生育压力。

第三"高"就是高压。生活在快节奏的社会，压力来自方方面面，有社会的、单位的、家庭的。孕妇压力一大，情绪紧张，这种情绪的波动就会给自己带来困扰。

还有一"高"，就是高营养。生活水平提高了，什么东西都应有尽有。现在很多女性一怀孕就受到全家国宝级的待遇，跟大熊猫一样被保护起来，这也不能干，那也不能干。家里人都会觉得这是一个特别宝贝的孩子，就这么一个，可要小心对待。甚至有些人连班都不去上了，做了全职太太。很多女性怀孕后，想吃什么家人就给买什么，想吃多少就吃多少。因为条件好了，就带来了高营养的问题，也就是营养过剩。

生活环境改变了，还带来了一"低"，就是低运动。很多人天天坐在电脑前，除了上班下班几乎很少活动。一个准妈妈跟我说："我实在是有些困惑，您提到孕期运动，我也想运动，但我没有条件。因为我是做窗口服务的，一上午工作三四个小时，根本动不了。连水都不敢喝，因为怕去卫生间。"很多女性工作很忙，想运动却没有条件，回到家又觉得特别累、特别辛苦，就想休息了，最后导致运动量的减少。不要说大家，我自己每天也是比以前运动量少了很多，因为现在基本上是坐在电脑前办公。

三、孕期营养误区

对于孕期的营养问题，人们容易有这样几个误区。

现在市面上流行很多节食减重的方法。有的方法建议减少主食的摄入，也就是减少碳水化合物的摄入，而对于蛋白质也就是肉类多吃点儿没问题。有些准妈妈觉得这样做不亏嘴，体重还能长得少一点儿。其实这些控制体重的方法对准妈妈来说是不科学的，也是有危害的。膳食宝塔最下边一层是最基本的碳水化合物，这对于人体特别是准妈妈和胎宝宝来说是必不可少的。不能为了控制体重，就破坏了营养的均衡。

有人问："我吃得这么好，为什么还会贫血？"这可能是由偏食、挑食造成的。

有人说："我希望孩子皮肤好，想补充维生素，那我就多吃水果。"其实吃水果也不是多多益善。现在年轻的准妈妈，吃完含糖量高的水果再不运动，就有可能导致血糖升高。

还有人问："我吃得不多，为什么体重增长得那么快？"这和运动有关。虽然吃得不多，但是如果你一天到晚都不动，那么体重就会增长得过多。还有的人认为，自己是孕妇，跟普通人不一样，一个人吃两个人补，所以就得吃双份，这也是错误的。

少吃主食、多吃肉？
吃得这么好还会贫血？
补充维生素＝多吃水果？
吃得不多体重还是增加过快？
产查异常的孕妇遵医嘱按时检查

孕期营养规划

要让准妈妈身材苗条，又能孕育一个健康的宝宝，就要管理好一日三餐，这样才能在收获健康的同时也保持美丽。

很多人都咨询我准妈妈该吃什么，问我吃这个行不行、吃那个行不行。世界上的食物有成千上万种，我没有办法一一列举。在这里主要介绍孕妈妈在孕期摄入营养的原则，把大方向告诉你。

一个人掌握平衡是很难的，你要把控住自己的这张嘴。一些专家在讲课的时候说过这样的话："管住嘴，迈开腿。"说起来容易，做起来却很难。很多的原因使你最后嘴没管住，腿也懒得迈。

通过中国居民膳食宝塔我们可以看到，底层的是谷类、薯类和杂豆。有些人说："我少吃点儿主食，体重就能控制住。"那是不可以的，因为这些是最基础的营养素。

倒数第二层是蔬菜和水果，再往上是蛋类、肉类和鱼虾；正数第二层是奶类及奶制品、大豆和坚果；最顶层就是盐和油，而对于盐和油我们是要限制的。

这个膳食宝塔针对的是普通人群。孕妇是特殊人群，孕妇的营养需求是建立在膳食宝塔的基础上，针对你的身体状况，比如孕周、胎宝宝的大小、饮

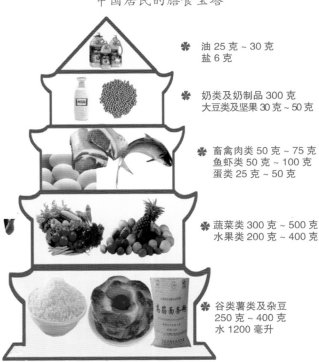

中国居民的膳食宝塔

❀ 油 25 克 ~ 30 克
  盐 6 克

❀ 奶类及奶制品 300 克
  大豆类及坚果 30 克 ~ 50 克

❀ 畜禽肉类 50 克 ~ 75 克
  鱼虾类 50 克 ~ 100 克
  蛋类 25 克 ~ 50 克

❀ 蔬菜类 300 克 ~ 500 克
  水果类 200 克 ~ 400 克

❀ 谷类薯类及杂豆
  250 克 ~ 400 克
  水 1200 毫升

食习惯、生活习惯、体重增长，以及你的每日活动量综合来制订的。根据每日的营养需求安排好一日三餐，在安排的时候，不能随意增减，要保持平衡。

我们都知道，人体需要摄取七大营养素：碳水化合物、蛋白质、脂类，这些是提供热能的营养素；矿物质、维生素、水和膳食纤维，也是人体不可缺少的。不同的营养素有不同的作用。

■ ■ 碳水化合物

碳水化合物是机体的重要能量来源。一般来说，机体所需能量的50%以上是由食物中的碳水化合物提供的。谷类和薯类食物含碳水化合物较多，是膳食能量最经济的来源。

常见食物能量含量（每百克）

食 物	能量（千焦）	食 物	能量（千焦）
小麦粉（标准粉）	1439	蚕豆	1402
粳米	1435	绿豆	1322
籼米	1448	赤小豆	1293
玉米（干）	1402	花生仁	2356
玉米面	1427	猪肉（肥瘦）	1653

■ ■ 蛋白质

蛋白质按照来源可分为动物蛋白和植物蛋白。植物蛋白中，谷类含蛋白质10%左右，蛋白质含量不算高，但由于是人们的主食，所以仍然是膳食蛋白质的主要来源。豆类含有丰富的蛋白质，特别是大豆含蛋白质高达36%~40%，氨基酸组成也比较合理，在体内的利用率较高，是植物蛋白质中非常好的食物来源。优质蛋白质是指蛋白质中的氨基酸利用率高，各种氨基酸的比率符合人体精氨酸的比率。

蛋类含蛋白质11%~14%，是优质蛋白质的重要来源。奶类（牛奶）一般含蛋白质3.0%~3.5%，是婴幼儿蛋白质的最佳来源。

肉类包括禽、畜和鱼的肌肉。新鲜肌肉含蛋白质15%~22%，肌肉蛋白质营养价值优于植物蛋白质，是人体蛋白质的重要来源。

为了改善膳食蛋白质质量，在膳食中应保证有一定数量的优质蛋白质。一般要求动物性蛋白质和大豆蛋白质应占膳食蛋白质总量的30%~50%。

常见食物蛋白质含量（克/100克）

食物	蛋白质	食物	蛋白质
小麦粉（标准粉）	11.2	黄豆	35.0
粳米	7.7	绿豆	21.6
籼米	7.7	赤小豆	20.2
玉米（干）	8.7	花生仁	24.8
玉米面	8.1	猪肉（肥瘦）	13.2
小米	9.0	牛肉（肥瘦）	19.9
高粱米	10.4	羊肉（肥瘦）	19.0
马铃薯	2.0	鸡	19.3
甘薯	0.2	鸡蛋	13.3
蘑菇（干）	21.1	草鱼	16.6
紫菜（干）	26.7	牛奶	3.0

■ ■ 矿物质

矿物质是构成人体组织和维持人体正常生理功能必需的各种元素的总称，是人体必需的七大营养素之一。人体中含有的各种元素，除了碳、氧、氢、氮等主要以有机物的形式存在以外，其余的60多种元素统称为"矿物质"（也叫"无机盐"）。其中21种为人体营养所必需。钙、镁、钾、钠、磷、硫、氯7种元素在人体中含量较多，大于体重的0.01%，称为"宏量元素"；其他元素如铁、铜、碘、锌、锰、钼、钴、铬、锡、钒、硅、镍、氟等，在人体中存在数量极少，被称为"微量元素"。矿物质在人体内的总量较少，也不能提供能量，却在人体组织的生理作用中发挥重要的功能。矿物质是构成机体组织的重要原料，如钙、磷、镁是构成骨骼、牙齿的主要原料。矿物质也是维持机体酸碱平衡和正常渗透压的必要条件。人体内有些特殊的生理物质，如血液中的血红蛋白、甲状腺素等需要铁、碘的参与才能合成。

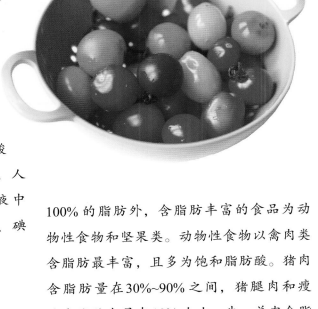

■■ 维生素

维生素是维持人体正常生命活动所必需的有机化合物，在体内的含量极微，但在机体的代谢、生长发育等过程中起重要作用。现在大家补充维生素的意识都很强，这点非常好。关于富含维生素的食物，大家都知道蔬菜、水果含有的维生素多，除此之外，动物的内脏、鸡蛋和其他一些食物也都有维生素。

■■ 脂类

脂类是人体必需的一类营养素，是构成人体细胞的重要成分，在供给人体能量方面也起着重要作用。除了食用油脂含约

100%的脂肪外，含脂肪丰富的食品为动物性食物和坚果类。动物性食物以禽肉类含脂肪最丰富，且多为饱和脂肪酸。猪肉含脂肪量在30%~90%之间，猪腿肉和瘦猪肉脂肪含量在10%左右。牛、羊肉含脂肪量比猪肉低很多，瘦牛肉脂肪含量仅为2%~5%，瘦羊肉多数为2%~4%。一般动物内脏除大肠之外含脂肪量均较低，但蛋白质的含量较高。禽肉一般含脂肪量较低，但北京烤鸭和肉鸡除外，其含量分别为38.4%和35.4%。鱼类脂肪含量基本在10%以下，多数在5%左右，其脂肪含不饱和脂肪酸多。蛋类中蛋黄含脂肪量高，约为30%，全蛋约为10%，其组成以单不饱和脂肪酸为多。

除动物性食物外，植物性食物中以坚果类（如花生、核桃、瓜子、榛子、葵花

部分食物的脂肪含量

食物名称	脂肪含量（克/100克）	食物名称	脂肪含量（克/100克）
猪肉（脖子）	60.5	鸡腿	13.0
猪肉（肥）	90.4	鸭	19.7
猪肉（肥瘦）	37.0	鸭（北京填鸭）	41.3
猪肉（后臀尖）	30.8	鲅鱼	3.1
猪肉（后蹄髈）	28.0	鳊鱼	6.3
猪肉（里脊）	7.9	草鱼	5.2
猪肉（肋条肉）	59.0	带鱼	4.9
猪肉（奶脯）	35.3	大马哈鱼	8.6
猪肉（瘦）	6.2	大黄鱼	2.5
猪蹄爪尖	20.0	海鳗	5.0
猪肝	3.5	鲤鱼	4.1
猪大肠	18.7	鸡蛋	11.1
牛肉（瘦）	2.3	鸡蛋黄	28.2
牛肉（肥瘦）	13.4	鸭蛋	18.0
牛肝	3.9	核桃	58.8
羊肉（瘦）	3.9	花生（炒）	48.0
羊肉（肥瘦）	14.1	葵花子（炒）	52.8
羊肉（冻，山羊）	24.5	南瓜子仁	48.1
鹌鹑	9.4	松子（炒）	58.5
鸡	2.3	西瓜子仁	45.9
鸡翅	11.8		

子等）含脂肪量较高，最高可达50%以上，不过其脂肪组成多以亚油酸为主，所以是多不饱和脂肪酸的重要来源。

大家往往认为，肥肉是脂肪。其实富含脂肪的食物还有坚果，坚果是富含油脂的。女性怀孕以后往往会觉得应该多吃坚果，这样摄入的脂肪量也就多了。有的准妈妈说："我怀孕后该多吃核桃，核桃对头发的发育有好处。"但是你知道应该吃几个核桃吗？有的人甚至觉得，核桃好，那就弄半斤吃吧，却不知道吃进去了多少油脂。普通人群与孕妇的标准其实是很接近的。每天吃2~3个核桃就可以了。坚果还有很多，榛子、开心果、杏仁、花生、瓜子，这些都属于干果，不至于只吃一种核桃。我们在吃这些干果的时候应该把握什么量呢？就是"一把"的量，太多就容易导致脂肪摄入过多。

膳食纤维

膳食纤维是碳水化合物中的一类非淀粉多糖，它对人体也非常重要。膳食纤维有哪些作用呢？首先就是促进肠蠕动，尤其是便秘的人，应该适当摄入一些富含膳食纤维的食物。其次可以调节血糖，预防糖尿病，还能够减少脂肪的吸收，降低血脂，预防肥胖发生。这些膳食纤维主要存在于薯类、蔬菜、水果、豆类、坚果，还有一些粗粮，所以我们不要忽略了粗粮的摄入。

水

水是生命之源，人体的大部分重量来自水。它是我们机体重要的组成部分，是向我们身体各部分输送营养的重要载体，还可以携带一些废物排出体外，所以水是必不可少的。我们女人都比较注重自己的形象，经常关注健康知识和美容知识，要想保持健康和美丽，每天应该喝8杯水。喝水也有一些讲究，不要等到渴了再喝水，应该经常喝水补充水分。

每一位准妈妈都比较注意自己的营养，会去听课，上网查资料，或者跟周围的准妈妈交流，问问怀孕以后应该吃什么，看看别人在吃什么。通过各种渠道和方式，准妈妈会接触到很多陌生的名词，比如胆碱、益生菌、益生元、DHA、ARA、EPA等。很多准妈妈对此感到困扰，到底该不该吃这些啊，到底这些物质都有什么作用呢？

现在大家关注比较多的就是DHA，很多准妈妈都在服用，甚至有的宝宝也在服用。DHA是二十二碳六烯酸的英文缩写，主要存在于大脑皮层当中，含量高达20%。一说到大脑，大家就容易引起重视，因为都觉得小孩的脑发育很重要。DHA

还存在于视网膜当中，占视网膜脂肪的50%，它与我们的视力、认知功能有着密切的关系，同时和机体的免疫功能也有着密切的关系。

世界卫生组织公布的一个调查显示，大多数的孕妇体内DHA含量不足。因此，1999年4月，世界卫生组织建议孕妇和哺乳期的妇女每天额外补充DHA 300毫克。如果从食物中摄入不足，需要通过一些额外的制剂或者营养品去补充。

 Mom's clip

我有一个小小的建议，假如你每周能够吃到2~3次海鱼，那就不需要额外补充，这也是专家建议的。如果从食物中摄入不足，那就需要通过制剂和配方奶粉来进行额外的补充，以满足胎儿大脑发育的营养需求。

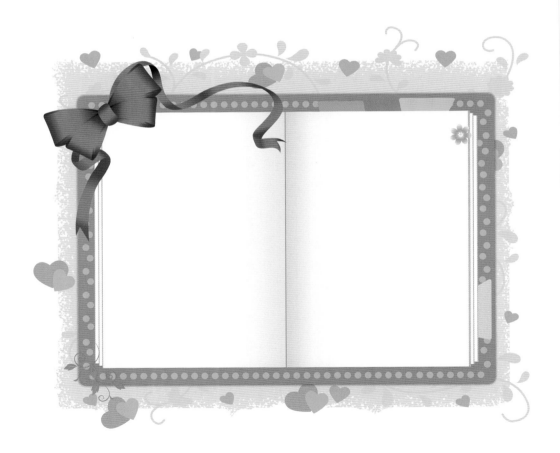

孕早期营养与运动

一、孕早期营养需求

孕妇在孕期的不同阶段对于营养的需求是不一样的，我们先来看看孕早期的营养需求。

第一，要了解一下准妈妈和胎宝宝在孕早期的生理特点。孕早期，胚胎发育处于一个敏感时期，这也是神经管形成的时期，最容易受外界因素的影响，也最容易发生畸形。有些准妈妈会出现早孕反应，恶心，呕吐，很多食物想吃也吃不下去；还有一个特点是体重基本上没有什么太大的变化，还有人因为早孕反应严重，体重反而有所下降。如果体重下降，准妈妈也不用担心，因为这时候胎儿只是一个小胚胎，他需要的营养并不是很多。

孕早期一日三餐该如何安排呢？我们可以给大家一个孕早期的营养指南。

孕早期，准妈妈的食量不用增加。很多人知道怀孕了，就开始大吃大喝。很多孕早期没有妊娠反应的准妈妈，特别容易过多、过量饮食。如果孕早期体重就到了一定基数，到了孕中期体重就很难控制

好，所以孕早期的食量不必增加。我们的原则是少量多餐。有时候一想到什么食物或者闻到什么味道就不愿意吃了，或者吃两口就觉得要吐，当你感觉不舒服的时候，好，我们就不吃了。等到不舒服的反应过去以后，再适当地吃一点儿，少量多餐，把一天的饭拆成几份吃。

第二，孕早期的饮食要清淡可口。每个人的早孕反应和害口都不一样，清淡就是不要太油腻。本身准妈妈恶心呕吐的妊娠反应就存在，再一看油腻的食物，可能就更不想吃了。我也听到一些有早孕反应的准妈妈说，怀孕后，有的时候像变了一个人，晚上睡觉前突然间想吃某种东西，就让老公去买，差1分钟都不行，就想当时吃到。老公就满大街去找，等买回来她已经呼呼睡大觉了。醒来后还问老公："你干什么去了？""你不是想吃那个东西吗？""已经不想吃了，一买回来就不想吃了。"

第三，要摄入足量的碳水化合物。碳水化合物给我们提供的热能，占每日热

能总量的55%~60%。为什么说要足够呢？因为有早孕反应的准妈妈容易呕吐，进食又少，体内的消耗就多了。如果呕吐太多，又需要能量的供应，怎么办？身体就会动用体内的脂肪，燃烧脂肪供给身体能量，这个过程中就容易产生一种物质，这个物质就是尿酮体。如果尿酮体检查呈阳性，对于轻微的情况，我们可以适当地调整饮食，吃一些口服药就可以了。但是如果尿酮体加号有2个或3个，严重的时候容易引起酸中毒，那就需要住院输液治疗了。

第四，孕早期有一个需要摄入的特殊物质就是叶酸。叶酸不是在知道怀孕以后才摄入，一般的建议是，从孕前3个月开始摄入叶酸。我们建议如果有条件的话，准妈妈可以服用复合维生素，里边既含有叶酸，又含有其他的维生素，一举多得。

第五，就是要适当吃一些干果。干果应该吃"一把"的量。为什么孕早期就建议妈妈适当地吃一点儿干果呢？因为胎儿的脑发育从怀孕7周就开始了，干果可以供给胎儿脑发育需要的一些营养素，所以准妈妈在孕早期要适当地吃一点儿干果。

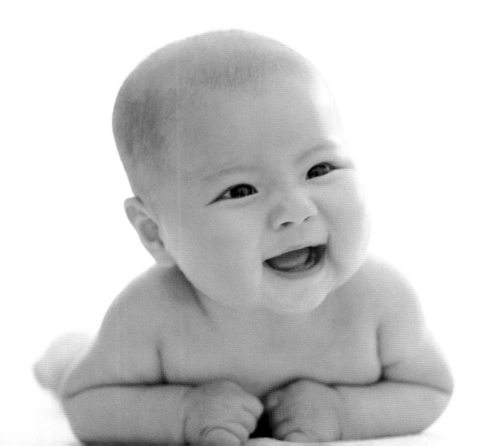

二、适合孕早期的运动

在注重营养的同时，我们还要强调运动的重要性。每天下班以后走一走，吃过晚饭到小区周围散散步。散步时的速度应该是匀速的，平时怎么散步，这时就怎么走。散步主要是放松心情，缓解一些早孕反应，分散注意力。其他的运动不太适宜做。为什么呢？一个胚胎进入到你的子宫

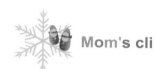

Mom's clip

孕早期的准妈妈，一般不适合做一些剧烈的运动。最适宜准妈妈的运动是什么呢？就是散步。

腔，逐渐着床，需要一个慢慢适应的过程，准妈妈和胎宝宝之间需要一个磨合，相互适应。如果不适应了，就会有一些现象出现。所以为了避免孕早期发生流产或者其他风险，我们不主张准妈妈在这一时期做其他运动。正常散步、正常生活就可以了。

由于早孕反应，很多准妈妈感到不舒服。我们想通过一些小游戏分散一下准妈妈的注意力。所以从孕早期开始，就要注意手指的活动。有一些妈妈说："生一个孩子傻3年。"我们还有一句老话叫"心灵手巧"。手是和大脑紧密相连的，所以活动活动你的手，用手来带动你的大脑，让大脑也动起来。别真的生一个孩子"傻3年"，丢三落四，爱忘事。

三、随时随地可做的手指操

【第1组】

1. 双手用力握拳，手臂打开位于身体两侧。

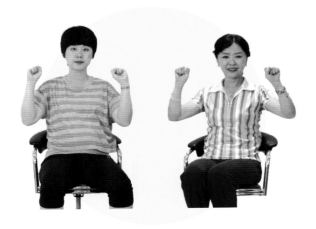

2. 猛地将双手张开，掌心向外推。可以多次重复。

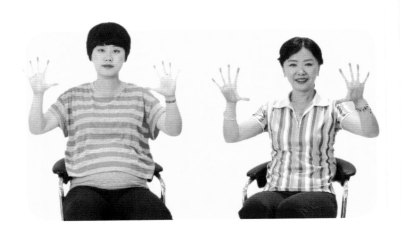

3. 指关节弯曲，双手做抓挠状，然后再打开。

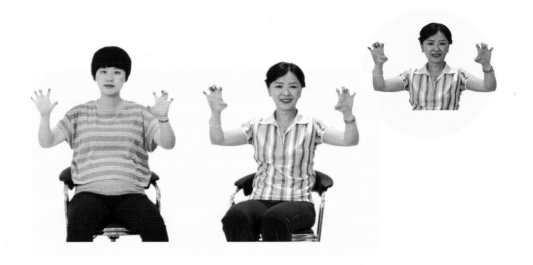

4. 双手用力张开，从小指到大拇指逐一向手心
收拢，攥拳，再打开。重复这个动作。

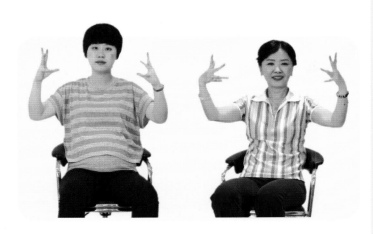

【第2组】

1. 双手张开，手指交叉。

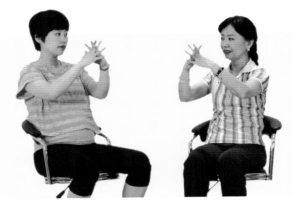

2. 上下滑动搓手。

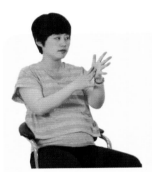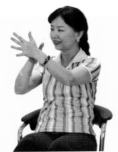

3. 双手打开，掌心相对，做手指根部的对击。

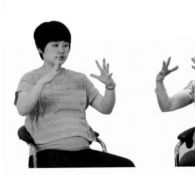

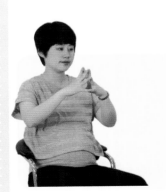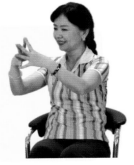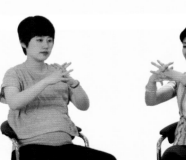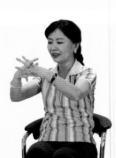

4. 双手张开，做指尖的对击。

双手握拳，伸出拇指和示指。左手拇指对右手食指，右手拇指对左手示指。形成一个小窗口。我们平时跟孩子做小游戏时都会摆出这个手势，"宝宝，照相了，咔一下。"

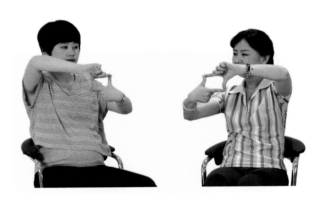

接下来，首先左手心向内，右手心向外。先去用左手的拇指找右手的示指，对上以后，左手向外翻，右手向内翻，两只手调换位置，左手心冲外，右手心冲内，用左手的示指去找右手的拇指。两只手再分别往两个方向翻，回到左手的拇指找到右手示指的状态。这样来回来去地转。

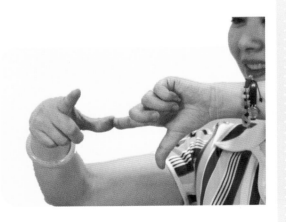

【第4组】

　　还有的准妈妈在这个基础上发明了"爬楼梯"，就是拇指找完示指以后接着找中指，这样一个一个地往上爬。我有的时候做得都很乱，但是有的妈妈很厉害，一个一个"爬楼梯"，做得非常漂亮。当你的宝宝出生以后，你就拿你的手在宝宝面前摆呀摆，他会看得眼花缭乱，这时就锻炼了他注意力的集中。当你不在的时候，孩子可能就拿出自己的手比画，这也锻炼了宝宝手眼协调的能力。小孩的协调能力没有那么好，所以他要去锻炼，促进协调能力的发展。

【第5组】

　　我们小时候做过一些游戏，两个人的手比成"六"字形，小手指一勾，大拇指对大拇指，做一个"哥俩好"。以后宝宝大了，妈妈的小手指跟宝宝的小手指拉一下，拇指相对，宝宝会觉得很有意思。大人可能会觉得这种手指游戏太简单了，感觉很无聊，但是小孩特别喜欢。

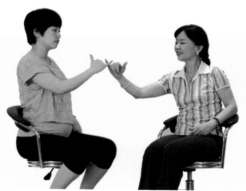

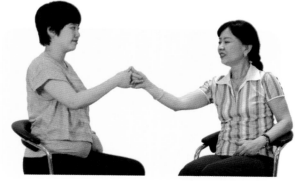

【第6组】

　　还有一个我们小时候经常做的游戏，竖起拇指，其余四指握拳，用左手的四指去握右手的大拇指，再松开手，用右手的四指去握左手的大拇指，这样一个手接一个手往上挪。这个游戏既能锻炼宝宝的手眼协调，同时还有抓握能力。

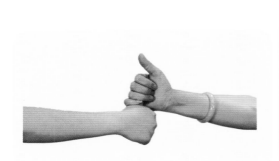
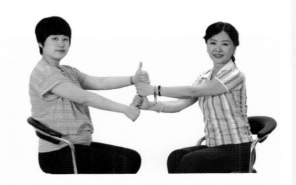

【第7组】

　　两人各自伸出左手，右手握住左手手腕，然后搭住对方的手。

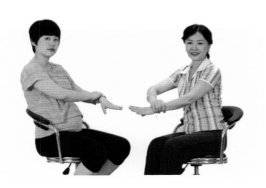
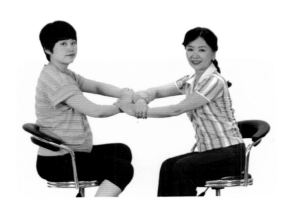

双手十指交叉，右臂在上，左臂在下，推至两臂在同一水平线，再推至左臂在上，右臂在下。最后再推至右臂在上，左臂在下的状态。重复运动。

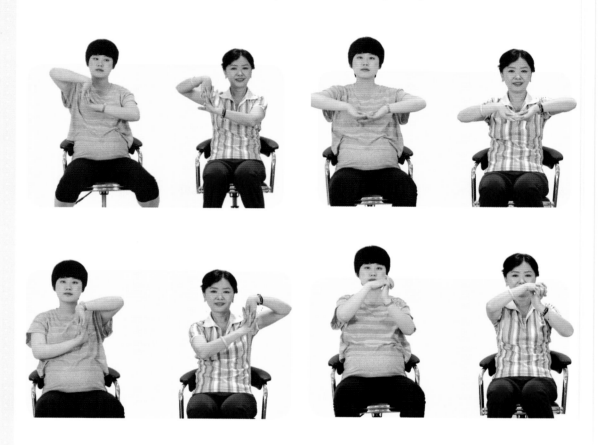

还有翻绳游戏。拿一根绳子在手上翻啊翻，这样玩既锻炼了大脑，也锻炼了手。过去的一些很好的游戏不要丢掉。现在也有一些动手的工具，比如魔方、魔球，转啊转的时候小孩的眼睛就会盯着看，去找颜色。这些玩具总比让孩子去接触电子产品要好得多。我们把这些最原始的游戏拿过来，爸爸妈妈也可以回到童年的时候。

孕中、晚期营养全知道

孕3个月以后，准妈妈就开始进入了孕中期，大多数人的早孕反应就消失了。那我们来看看进入孕中期以后，准妈妈的营养、饮食以及身体的一些特点，都有哪些变化。

一、孕中、晚期营养需求

首先，胎儿进入了一个快速生长发育期。过去长辈都说，瞒四不瞒五。就是说4个月的时候可能看不出你怀孕了，但是5个月的时候你就瞒不了了。5个月时，宫底基本上与脐平，这时候孩子生长发育的速度是非常快的，准妈妈的营养必须要跟得上。这时准妈妈营养摄入的量也要适当多一些。为什么说"适当多一些"呢？因为准妈妈在孕中期的特点就是食欲好了，早孕反应没有了，看什么想吃什么，吃嘛嘛香。如果不把体重管理起来，体重很容易超标。

在此要提醒准爸爸及其他家人，包括家里的长辈，应该做好准妈妈的监督员、厨师和营养师。我在网上看过一张图片，

一个12斤6两的宝宝出生了。我一看，这个宝宝怎么那么大啊？怎么生的呢？剖宫产生出来的。他比人家双胞胎的体重都轻不了多少。旁边就放着2个跟他同时间出生的孩子，但是人家只有5斤多、6斤多，他的体重是人家的2倍。这样的孩子以后会有很多很多的健康隐患，比如肥胖，慢性病的发生率也会高。

孕中、晚期，准妈妈要注意五条营养原则。只要你不违背大的原则，就没有问题。

第一，适当增加鱼、禽、蛋、瘦肉和海产品的摄入量。要强调的是"适当增加"，不是无限制地吃。

第二，适当增加奶制品以及一些豆类的摄入量。

第三，孕中期容易出现贫血，这一时期准妈妈应该吃一些铁含量丰富的食物，避免发生缺铁性贫血。还要注意摄入一些深绿色的食物，比如绿色蔬菜，还有一些海产品，紫菜、虾皮、海带等，以此来补充微量元素。

第四，要注意运动。不要一天到晚老

坐在那里，不运动。坐得太久，骨盆的血液循环也会受影响。准妈妈在孕中期要保持正常的、适宜的体重增长。

第五，戒烟、戒酒。孕妇抽烟、喝酒不是特别普遍，我想提醒大家的是被动吸烟。有时候你去公共场所，别人在抽烟，或者是在饭馆吃饭的时候，遇到这种状况，就需要注意保护自己。身边的丈夫也要注意照顾妻子，给妻子换个环境。

还有就是少吃一些刺激性的食物，比如过辣的食物。我们国家由于地域差异，生活在一些地方的人是嗜吃辣食的，不吃辣饭就吃不下，比如四川、重庆、湖北、湖南等。那也没关系，你可以把这个辣度降低，不要吃得太辣，不然营养摄入其实也会受影响。

孕中期准妈妈需要的钙量是每天1000毫克，这个指的是钙的总量。到了孕晚期，每天需要摄入1200毫克。当然，哺乳期也需要增加钙的摄入。

有人问我，怀孕后平时的一些生活习惯要不要改。比如，自己平时特别爱喝咖啡，特别爱喝茶，没有茶就没有办法喝水，就是在一个茶文化的家庭里成长起来的。我说你可以把饮料的浓度都降低，不要去喝一些浓茶，可以喝绿茶，淡淡的，还有一些花茶都可以。

■ ■ 补钙

孕中、晚期，大家还有一个比较关注的营养问题，就是钙的摄入。在不同的时间段，钙的需要量是不一样的。孕早期，胎儿一般不需要太多的钙，但是到了孕中、晚期，胎儿的身体就需要大量的钙储备。他需要的钙，是从母体里摄取的。如果准妈妈不补钙，就会产生一些缺钙的症状。我们来看看孕中、晚期准妈妈钙的需要量是多少，哪些食物富含钙，以及如何补钙。

需不需要补钙制剂，这是因人而异的，关键看你平时的饮食摄入。大家都知道，最好的钙的来源是奶。所以，孕产妇应该保证奶或奶制品的摄入量。说到喝奶，有些人说："我要多喝一些奶是不是就不需要补钙了？"不能这样说。如果喝很多的奶，奶里还含有脂肪呢，脂肪的摄入可能就多了。如果全脂奶喝得太多，又会出现脂肪堆积、肥胖的问题。如果喝低脂的奶，可能要好一些。

我们还要强调一个补钙的原则，就是不要过量。我曾经遇到过一个孕妇，她说："席老师，我缺钙了。"我说："那你就适当地补一补吧。"她就每天补充600毫克的钙，后来她告诉我，补了600毫克以后还抽筋，还缺钙，就又补了600毫克。这样就过量了。你想想，过多的钙在你的体内是吸收不了的。所以我们不能过量补钙，并且补钙也不能完全依靠药物，还要注意多摄入一些富含钙的食物。

服用补钙制剂，也有一些注意事项。

第一，和食物同服，不要空腹服用。饭后半个小时或晚上补充。

第二，不要与牛奶同服。为什么不能与牛奶同服呢？因为牛奶里本身有钙，你再摄入钙剂的话，过多的钙吸收不了，就会从你的肾脏排出去，造成不必要的浪费。

第三，补充钙的同时还要补充维生素D。维生素D是促进钙吸收的，也可以适当地晒晒太阳。当然，晒太阳的同时要注意保护自己的皮肤。

第四，要适当地多喝一点儿水。补完钙以后比平时要多喝一些水。

■ ■ ■ **预防贫血**

每次产检的时候，医生都要给你查血红蛋白、血色素，很多准妈妈感觉扎指血好痛苦。为什么要查呢？因为孕中、晚期准妈妈容易发生贫血。如果准妈妈营养不足的话，胎宝宝体内的铁储备也会不足，出生以后发生贫血的时间就会提早。

孕期为什么容易发生贫血呢？因为孕期的血容量是增加的，血液被稀释了。就像有一杯奶，我把这杯奶喝了一半又兑了点儿水。我们的血液也是一样的道理，怀孕后血浆和血红蛋白增加的量不是成比例的。增加的更多的是血浆，而血色素、血红蛋白的量是相对少的。血液稀释以后就容易发生贫血的情况。

在孕期血色素正常值的最低限是多少？是110克/升。每次孕检的时候都要查这项指标，如果你在孕检的时候发现血色素降到了115克/升，就已经到了危险的警戒线了，不要等到110克/升的时候才引起注意。

我来告诉大家一个预防贫血的原则，就是要更多地通过食物补铁。富含铁的食物有以下这些：

第一，动物的肝脏和动物的全血。有人会说，吃那么多动物肝脏，胆固醇容易升高，因此会有一些顾虑。我们建议大家，一周吃一次动物肝脏。我曾经参加过一些营养方面的培训，培训重点讲过食用动物肝脏的注意事项。现在我当二传手把知识给大家传过来。动物的肝脏中，鸭肝比猪肝和鸡肝的吸收利用率更高。我们可以把鸭肝做成咸水鸭肝，当然不要太咸；也可以做熘肝尖，适当地吃一点儿。

动物的全血也是以鸭血为首选的。可以炒血豆腐、红白豆腐、做血豆腐汤等。做饭就是要变换方法和口味。如果你老吃一种，可能就会觉得吃腻了。

第二，深绿色蔬菜。蔬菜的颜色越深，营养价值就越高，对预防贫血就越有好处。

第三，黑木耳。黑木耳怎么做呢？可以拌凉菜、炒木须肉，或者做馅儿的时候剁一点儿黑木耳，拌到馅儿里去，还可以做汤。总而言之，就是变换花样去做。有一些准妈妈跟我说，她们在网上看到说孕妇不能吃木耳。我说没有这样的说法，你又不是抱着一大盆吃，我们做一点儿馅儿、做一点儿汤，这些是完全可以的。

第四，大家自己也能想到的，就是海带。

第五，大家可能想不到，是麻酱。麻酱也含有铁。可是我们也不能抱着麻酱瓶子吃，该怎么吃呢？可以做麻酱面，用麻酱拌点儿凉菜，或者蒸麻酱花卷、烙麻酱烙饼。这样细水长流地积累起来，每天吃一点儿，日积月累，就能看到成效。

第六，枣。总是有人问我："席老师，孕妇能不能吃枣？"我说可以，一天3个枣，不要吃太多。你可以在一天不同的时间里把这3个枣分次吃了，当然一次吃3个枣也不是不可以。我都会每天督促自己吃2个枣，或者吃3个枣。但是，如果你本身血糖特别高，枣的摄入量就一定要控制，因为枣含有一定的糖分。

另外，贫血的准妈妈一定要注意，足量的蛋白质是有利于铁吸收的，但是不能够过量。

第七，维生素C利于铁吸收，叶酸不要停。有的准妈妈贫血，医生会给你开维生素C、叶酸、铁剂，配合着一起补充。严重的贫血，该补铁，就补铁。有的准妈妈不愿意吃药，问我说能不能食补。食补是比较慢的，如果贫血比较严重的话，到了生产的时候可能会出现问题。

我们平时要注意少食多餐，多摄入一些含铁丰富的食物。如果有需要，药物也要配合服用。有人补充铁剂的时候，大便可能会出问题，大便颜色变深，甚至出现便秘的状况。这个可以咨询医生，遵医嘱就可以了，不需要担心。

所以，*贫血的准妈妈，第一要注意药补，第二要注意食补*。轻微的贫血，可以靠饮食补充；但是严重的贫血，一定要靠铁剂补充。

二、孕中、晚期的体重控制

孕期准妈妈的体重控制很重要，应该如何掌握体重控制的标准呢？我们现在来看看孕期的体重指数。

算算你的 BMI

$$\frac{\text{体重} \quad \text{千克}}{\text{身高} \quad \text{米} \times \quad \text{米}} = \quad \text{BMI}$$

体重指数叫作 BMI，它的计算公式是体重（千克）除以身高（米）的平方。这个体重指数是指孕前体重指数。大家可以通过以下表格来对照一下，看看你是在正常范围内，还是体重过低、超重或者肥胖。

体重过低：< 18.5

体重正常：18.5~24.9

体重超重：25.0~29.9

肥胖：≥ 30

下成这个表格左边一栏是体重指数，中间一栏是孕期总体重增长参考值。这个表格一目了然，大家可以自己对照一下，知道自己的体重总体情况和每周增加量应该控制在多少千克。

不同孕前 BMI 体重增长推荐

孕前 BMI（千克/平方米）		总体重增长（千克）	孕中晚期体重增长平均（千克/周）
体重不足	< 18.5	12.5~18.0	0.51（0.44~0.58）
标准体重	18.5~24.9	11.5~16.0	0.42（0.35~0.50）
超重	25.0~29.9	7~11.5	0.28（0.23~0.33）
肥胖	≥30.0	5.0~9.0	0.22（0.17~0.27）

我怀孕的时候还没有这样一个体重指数，但是我天天在医院上班，称体重很方便。走到哪个科室都有秤。而现在的准妈妈，包括准爸爸和其他家人，有多少人是每天称体重的呢？

体重反映了一个人的身体健康状况。

当我的体重直线上升的时候，我马上意识到，为什么我的体重长了那么多？当体重直线下降的时候，我也要考虑到身体是不是有一些隐患，是不是有一些疾病因素。体重是健康的一个重要的参考依据。

有一些人跟我说："我不敢往秤上站。"

不敢往秤上站，不代表你的体重不长。称量体重，应该是一个良好的习惯。每天早上起来，我自己有这样一个习惯，起来以后第一件事是要喝一杯凉白开。凉白开能够稀释我的血液，减少便秘的发生。喝完凉白开以后，我去卫生间排空膀胱。然后，我一边刷牙一边称一称体重，看看我的体重跟昨天相比有没有一些异常的变化。如果你隔了1个月再去称，这段时间体重就有可能一下长了很多，再要去控制就比较费劲了。我每天称体重，哪怕有一点点的增长，都会提示我是不是吃得多了，是不是运动少了。这让我有一个意识，能及早发现，及早采取应对措施。

大家可以自己绘制体重检测图，并按照不同的孕期 BMI 进行检测。比如，我是体重过轻的，我看看我的正常体重增长曲线是什么样的。我每天称一下体重，并记录下来，然后将我的体重增长曲线与标准曲线进行对照。如果体重增长超出正常的范围，就要加以注意并及时调整。

三、孕中、晚期饮食控制

■ ■ 热量&蛋白质控制

不同的时间段，热量的需要是不一样的。孕早期，热量不需要额外增加，跟平时一样就行了。到了孕中、晚期的时候，

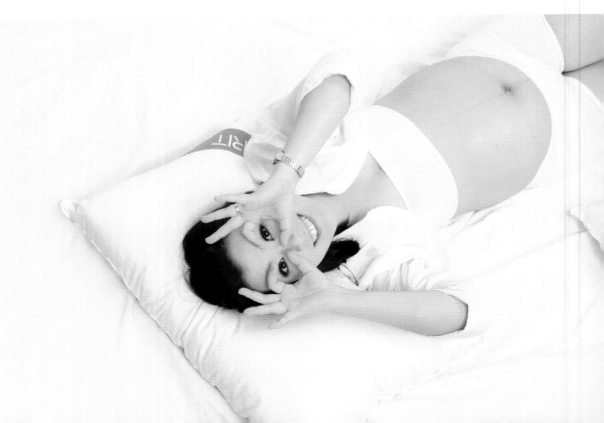

增加热量也不是大吃大喝，增加很多。推荐的热量增加是200千卡/日，但是很多准妈妈摄入的热量都超标了。

对于蛋白质的推荐量，也是分孕早期、中期和晚期。孕早期蛋白质的推荐量是每天增加5克，孕中期是15克，孕晚期是20克，所以摄入蛋白质的量也不要太多。

■■■ 食物的量化

说到吃，我想跟大家讨论的是，吃什么，怎么吃，吃多少，以及正确的烹调方法，避免大家饮食搭配不合理而导致营养摄入过多。为了能够管理好一日三餐，控制好自己的体重，我给大家一个小建议，就是把你每餐吃的食物都量化。

首先，在厨房准备一个小秤，吃的时候称一称重量。有的人说，称来量去好累啊。现在政府有一些惠民政策，比如给大家发量勺。这些量勺有限盐的量勺，还有限油的量勺。一量勺盐是2克，每天每人盐的摄入量不能超过6克。这样就很清楚了。

其次，是对油的控制。如果油摄入过多的话，就会导致脂肪摄入过多。说到油，我也想告诉大家一个小窍门，也是我无意中发现的。我平时出去吃饭都习惯要一碗醋。不了解的人就会问："席老师，你为什么要吃醋啊？是不是为了养生特意吃的啊？"其实我就是爱吃醋，从小就爱吃。时间久了我发现，醋蘸了一会儿就没有办法吃了，得叫服务员换一碗醋。为什么要换？因为醋里全是油。我是喜欢吃醋的，有的时候我甚至要喝上一口醋。但是醋里要都是油就没法喝了。通过醋里留下的油我才发现，外边饭馆的菜有太多油。我出去吃饭的时候就会跟人家说："你少放一点儿油。"但是厨师有的时候也顾不上，不知道这是谁的菜、那是谁的菜。

现在年轻人有一个最大的问题就是上班太忙了，回到家以后就随便吃一些速食，或者出去到饭馆吃饭。但是在饭馆吃饭最大的问题就是摄入很多的油。准爸爸、准妈妈都要注意自己的健康，尤其孕妇是个特殊的人群，更要加倍注意。我还是建议大家平时尽量自己做饭，做饭的时候也配上小的量勺、量杯，看看自己究竟吃了多少油。炒菜的时候少放一点儿油和盐。

第三，吃饭的时候要注意量化。平时吃饭的时候也要控制你的食量，不要过量。

提供90千卡热量的食物

食物	粮食类	蔬菜	水果	大豆类	牛奶	肉、蛋类	坚果	油脂
重量	25克	500克	200克	25克	160毫升	50克	15克	10毫升

假如你平时食欲就特别好，吃1碗不够，还要吃2碗、3碗，我建议你用小碗来盛。用小碗盛，你就知道原来我都吃2碗了、3碗了，甚至都吃5碗了。有这样一个视觉上的量化效果，你就知道可能吃得太多了。

第四，吃饭要讲究细嚼慢咽。大脑神经中枢的反应是滞后的，如果吃得太快，当你感觉吃饱的时候，实际上已经过量了。所以对孩子也是应该让他细嚼慢咽，养成一个好习惯，不要狼吞虎咽。吃东西特别香、特别快的孩子，多数都是偏胖的。

第五，谨防垃圾食品的摄入。垃圾食品在现代人的生活中太常见了。薯条、薯片、大汉堡、奶油派、巧克力派、蛋黄派、奶茶、泡芙、方便面、起酥点心、沙拉酱、咖啡伴侣等，我们经常吃，很多家长也会经常给孩子吃。这些食物都含有一种共同的物质，叫"反式脂肪酸"。我们都知道，反式脂肪酸是不健康的。今天吃点儿，明天吃点儿，日积月累，最后就累积成了对健康的危胁，它会给我们人类的健康带来很多问题。

食物反式脂肪酸含量表

食物名称	反式脂肪酸含量（克）
1份炸薯条	5.6
1杯珍珠奶茶	1.4~2.0
1块巧克力派	2.0
50克起酥点心	1.7~2
100克小熊饼干	5.5
100克奶油夹心饼干	3.2
100克巧克力速溶奶茶	3.4

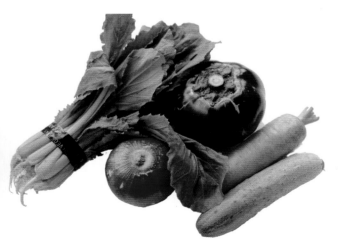

我们平时说的人造奶油、氢化油，听着好像很香，吃到嘴里口感都不一样。但是这些吃起来很香的东西，大多会有一些添加剂。人造黄油、起酥油、奶精、植脂末，都含有反式脂肪酸。我建议大家在购买食物的时候尽量多关注，仔细看食物的成分标签。

我们外出旅游的时候是不是也会带一

些方便食品？这些方便食品所含有的一些成分，可能也对我们的健康有一定的影响。所以大家在买食物的时候要仔细看看成分标签，是不是有一些不健康的东西在里边。我们把食物的成分尽量给量化，量化以后你会觉得大吃一惊："我可不能这么吃了！"

世界卫生组织在2003年提出了这样一个数值：健康的成人每天反式脂肪酸的摄入量应该少于2克。一份炸薯条约含5.6克反式脂肪酸，你仅吃一份薯条，反式脂肪酸就已经超标了。有时我在讲课的时候，有人怕我口渴，给我买一杯珍珠奶茶。我看着它就很为难，又不好意思不喝，可是喝进去真的不健康。我私下里就会跟他们说，以后少吃这些食物。一杯珍珠奶茶含多少反式脂肪酸呢？为1.4克~2克，喝1杯下去，你一天的反式脂肪酸量也都满足了。一块巧克力派含有多少反式脂肪酸呢？约等于2克。我们把这些数字给大家量化了，你就会发现，平时吃一份薯条、喝一杯奶茶，摄入的反式脂肪酸量就翻着倍地往上涨。还有奶油夹心饼干，100克饼干中含有的反式脂肪酸大约是3.2克。我就不一一列举了，让以下这些数字提醒大家，给大家一个警示。

反式脂肪酸到底会给我们人类带来什么危害？首先是高血脂，其次是高血糖，再次是增加体重，过多地食用会增加心血管疾病、糖尿病的发病率，还会引发生殖系统的异常。我希望大家通过对这节营养课的学习，了解"反式脂肪酸"这样一个名词，以后尽量少接触含有反式脂肪酸的食物。

孕期体重管理三要素

我们再帮大家温习一下孕期体重管理的三要素。

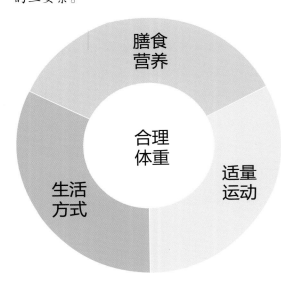

第一个要素是膳食营养均衡。

第二个要素是科学合理的运动。运动很重要，只补充营养、不运动不行，只运动而没有摄入必要的营养也不行。

第三个要素是我要强调的——生活方式。强调这一点是因为现在大家工作压力很大，晚上睡得晚，第二天起得晚。晚睡晚起是一个不好的习惯。

曾经有一个准妈妈和我说，她很头疼，因为她的体重直线上升。她问我该怎么控制。我说："你先告诉我，你的体重为什么上升，自己有没有找到原因。"她说她每天晚上要加两餐，9点加一次餐，11点再加一次餐。我说："11点一般人都睡觉了，你为什么还要加餐呢？"她说："我睡不着，我天天12点以后睡觉。"11点吃完加餐，是不是没过一会儿就睡觉了？她能够11点加完餐到大街上去散步吗？不可能。所以她吃完就躺在床上，脂肪就堆积了，体重就长上去了。

因此，我在这里给准妈妈们提出建议，要保持合理的饮食，适当地运动，定期做产检，及时发现异常，及时解决。做好孕期的生活管理也是非常重要的一个方面。

另外我也想告诉准妈妈，你处于一个特殊的阶段，你肚子里怀着一个小宝宝。如果你的生物钟天天是这样，晚睡晚起，以后宝宝的生物钟也是随着你走的。等宝宝出生以后，你想睡个整宿觉可就难了，因为你在孕期已经给他养成

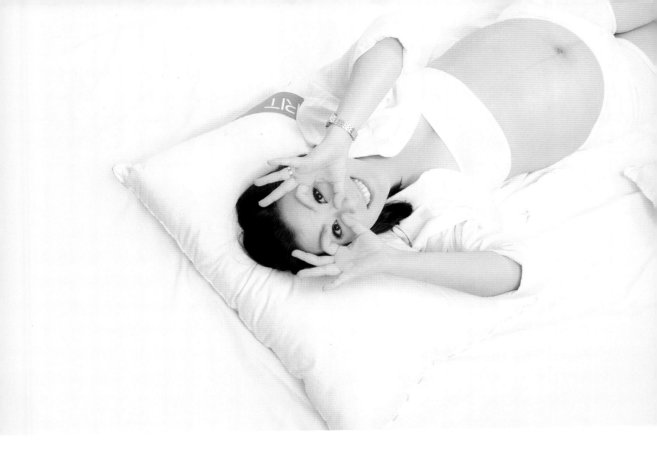

了这样的习惯。

　　记得有一次我在医院查房，一个新妈妈住的是单间病房，她跟我说："大夫，我们家孩子生物钟黑白颠倒了。"一个新生宝宝，刚出生没几天，还在住院期间，怎么会黑白颠倒呢？她说："我家孩子白天睡得好着呢，就是晚上哭啊闹啊怎么哄都不行。"后来我说："你看看是不是室温过高，穿戴过多，孩子是不是拉了尿了？"找了很多很多的原因，都不是。最后她自己跟我说："大夫，是不是跟我原来的生活有关系？"我问她原来是做什么

工作的，国家规定怀孕7个月就不上夜班了，这个我知道，因为我是怀孕整整7个月以后没上夜班的。为什么要免夜班呢，就是因为孕妇是一个特殊的人群，要满足胎儿和准妈妈的一些需求，比如休息的需求，要保证睡眠，否则会有影响。一问才知道，她是个全职太太。"我平时不上班，但是别人都上班。白天没有人陪我聊天，等大家晚上下班以后才有一些朋友陪着我玩，天天晚上一起打麻将。打麻将的时候一兴奋，孩子在妈妈肚子里就动啊动的。"她说，"大夫你觉得孩子现在这样跟

这个习惯有关吗？"我说："我们虽然没有做过相关的研究，但是我觉得妈妈的生活起居一定对孩子有影响。因为你们两个是一体的，是不可分开的。"所以，我觉得准妈妈应该从现在开始培养早睡早起的生活习惯，宝宝出生以后也能有很规律的作息。

说到生活方式的改变，我身边的一些同事，包括同事的孩子、我自己的孩子，都会有这么一些普遍现象。我上课时给大家讲，大家听了就乐。比如，早上要7点起床，就上一个7点的闹钟。现在的手机很先进，铃响以后可以小睡一会儿，再响第二次铃。第二次铃响了以后再小睡一会儿，还有第三次铃。一次一次地往后推，怎么也起不来。她说："真困啊，真起不来。"我说："你上这个闹钟还有什么意义吗？"真的没有什么意义了。所以从现在开始，就要反复强调，养成良好的睡眠习惯、生活习惯，否则以后孩子出生了他的习惯就会随着你走。

我们现在生活里的电子产品太多了，很多人都手机、iPad不离手。我记得原来曾经看过一个图片，一个男士叼着一根烟，戴着一个帽子，在电脑前操作。这个图片的下半部，桌子和椅子都长了根。说明这个人坐在这里已经很久了，都扎根了，他根本就起不来了。坐在电脑前你会发现时间过得飞快，一转眼4个小时过去了。再一转眼，哎哟，该吃晚饭了。我建议大家在电脑前不要坐得太久。否则对我们的健康，包括眼睛、颈椎、腰椎，都会产生不良影响。

那儿坐办公室的准妈妈怎么办？不是她们不想运动，她们也想运动，但没有条件。所以在这里我也想向一些领导呼吁，能够考虑到孕妇这个特殊人群，同时考虑到员工的健康，让她们做做工间操，有个适当活动的机会。我编了一套办公室操，有的准妈妈在课上学了以后真的带到办公室去了，一个孕妇，带着办公室的同事一起做。到时间大家就张罗赶紧放音乐做操，既开心，音乐又好听，同时达到了运动锻炼的目的，同事们都积极地参与进来。

孕期运动小结

一、孕期运动的好处

我们一直强调孕期在身体允许的条件下要坚持运动，孕期运动到底有什么好处呢？

我们先来看看对孕妇的好处。

第一，运动配合着均匀的呼吸，可以增加你的肺活量，还可以促进你的血液循环。运动以后血液循环就会加快，这有利于胎儿的生长发育。因为血液循环增加了，胎盘的供血量也就增加了，能够供给胎儿更多的氧和养分。

第二，随着子宫的日益增大，准妈妈的腰背部容易发生一些不适。为了调整你的重心，腰背负重加大，会产生一些腰酸背痛的现象，通过运动是可以缓解这些症状的。

第三，子宫一天天地增大对肠道造成了一定的压迫，肠蠕动就减少了。一些准妈妈可能便秘，这个通过运动也是可以缓解的。

第四，孕末期准妈妈很容易发生腿部水肿，运动时，你的血液循环就增加了，就促进了你的静脉回流，能够缓解孕期的一些并发症。

第五，运动最大的好处就是能够控制体重。在饮食均衡合理的情况下增加运动量，把多余的热量消耗下去。

我在这里又要讲，我怀孕的时候其实不少吃，我的主任就说我："你就吃吧，到时候你的孩子生不出来。"我说："我饿啊。"因为我在产房上班，根本就闲不住，没有时间坐在椅子上。我的孩子没有太大，就是因为我把多吃的这些东西都给消耗出去了，最怕你吃完了就往那里一坐。

第六，运动也可以减少妊娠期并发症，比如妊娠高血压疾病、妊娠糖尿病的概率都会大大降低。

第七，有一些准妈妈晚上睡眠不好，我们建议准妈妈睡前洗个澡，在床上做些适当的放松运动。运动有很多种，比如深深地呼吸，进入冥想状态，可以很快地全身放松，进入睡眠。

第八，运动能够让人保持心情的愉

悦。你可以选择多种运动方式，在音乐中运动，在生活中运动，把它融入到生活的每时每刻。运动也能够缓解孕期的抑郁，减少产后抑郁的发生。

第九，孕期通过一些适当的运动锻炼盆底肌，也增加了腹部的运动，能够减少妊娠纹的产生。另外，就是加强腿部肌肉、臀部肌肉等盆底组织的锻炼，减少产后并发症的出现。最常见的一个产后并发症就是尿失禁，通过运动都可以缓解。

第十，运动对准妈妈最重要的一点就是对分娩有帮助。经常运动的人产程进展就快。如果你一天到晚老坐着，老待着不动，产程进展就比较缓慢。坚持做提肛运动，能够预防产后尿失禁，也叫压力性尿失禁。

我们刚才提到的是运动对妈妈的好处，接下来我们看看运动对宝宝的好处。

准妈妈和胎宝宝其实是一体的，准妈妈通过运动带动体内的血液循环，使胎盘的血量增加，有利于胎儿的生长发育。有一句话叫作"生命在于运动"，运动对胎宝宝也是非常有好处的，他也是一个小生命。

准妈妈还可以边听音乐边做运动，以此做一些胎教，把音乐胎教、运动胎教融合在一起。这样对于母亲和孩子来说是一种最亲近的交流。

在整个孕期，孕妈妈适宜做哪些运动呢？现在给大家总结一下。

孕期适宜做的运动

日常生活	MET	能量消耗（千卡）	运动以及娱乐	MET	能量消耗（千卡）
自己进食	1.4	108	散步（4km/h）	3	210
坐厕	3.6	245	快走（6.4km/h）	5	350
穿衣	2	140	慢跑（7km/h）	6	420
站立	1	70	乒乓球	4.5	315
洗手	2	140	羽毛球	5.5	385
淋浴	3.5	245	游泳（慢）	4.5	315
扫地	4.5	315	骑车（固定）	3.5	245
拖地	7.7	539	骑车（快速）	5.7	399
铺床	3.9	273	有氧舞蹈	6	420
做饭	3	210	打牌	1.5-2.0	105~140
下楼	5.2	364	弹钢琴	2.5	175
上楼	9	630	写作（坐）	2	140

1MET 相当于每千克每小时运动消耗量，大致为1千卡。

以70千克的孕妇计算每小时运动的消耗量（千卡）。

曲绵域等：《实用运动医学手册》，北京：北京大学医学出版社，2003。

二、孕期适宜的运动

■ ■ 散步

在家里做一些家务，比如扫地、擦地，包括做自己的个人卫生，这些都属于运动，因为你不是静止躺在床上的。而最适合孕妇的运动就是散步，散步不受任何场地和时间的限制。如果你的身体条件允许，我建议大家可以快走。但是如果你的肚子发紧、发硬，子宫比较敏感，那你再把速度放慢下来；或者是散步中间感觉不舒服，就休息一会儿，休息好了再走。我们每天要运动多长时间？至少运动1小时，这是最少的了。你可以把这个时间分成几次，比如早晨、中午、晚上，分别走一会儿。白天怎么保证散步呢？比如你坐公交车上班，需要坐5站，那你可以坐3站，留下2站走走。

我曾经遇到过一个孕妈妈，她每天散步3小时。我问她累不累，她说不累。我说："你的身体可以吗？是量力而行的吗？如果身体可以，那就继续走；如果你身体感觉不舒服，那你就适当地把散步的时间缩短。"

■ ■ 游泳

孕妇到底能不能游泳？3个月之内，你不要去游。当胎宝宝在你的腹中比较稳定了以后，是可以游泳的。水是有浮力的，它可以缓解孕期的一些不适，但是选择游泳的场所要注意。到了孕末期，准妈妈快生了的时候，我们建议换一种运动方式。你说要一直游到生可不可以，不是不可以。但是我们也是为了要避免一些突发事件，比如在游泳的过程中突然腿抽筋了，突然间破水了，这些突发事件是不可预测的，所以孕末期尽量换一种运动方式。

■ ■ 骑车

骑车是很好的，但是准妈妈不可能为了增加运动量到大街上骑车去，现在路面上车比较多，尾气也比较严重。在家骑那种固定的单车可以，但不是每个家庭都有这个设备。所以骑车是一种运动方式，但可能不是适合每个人。

■ ■ 舞蹈

跟着音乐做韵律操或者跳舒缓的有氧舞蹈，让你的身体向上抻，去牵拉，缓解腰背部的不适，增加一些轻松和舒适感。

三、孕期运动的注意事项

孕期运动有一些注意事项。

第一，一定要在专业人员指导下进行。

第二，运动时一定要注意房间的空气要保持流通，不要在污浊的空气中运动。

因为运动时增加了呼吸的频率，你呼出吸进的气体污浊，就可能对健康有影响。

第三，不要刚吃完饭就运动，一般我们建议在两顿饭之间或饭后1小时以后运动，饭也不要吃得过饱。

第四，运动前把膀胱排空，穿上宽松的衣服，就像运动员一样，衣服要适合运动，不要勒得特别紧。

第五，运动要循序渐进，不要给自己制订一个非常宏伟的目标。要量力而行，一点一点增加运动量，以自己不痛、不累为原则，运动过程中出现了腹痛、出血就一定要停止了。

我还要强调的是，准妈妈运动的时候丈夫一定要参与，一个人运动好无聊，准妈妈也不容易坚持。有了丈夫的积极参与，准妈妈的积极性就会更高一些。所以准爸爸也要积极参与到整个的孕育过程中来。

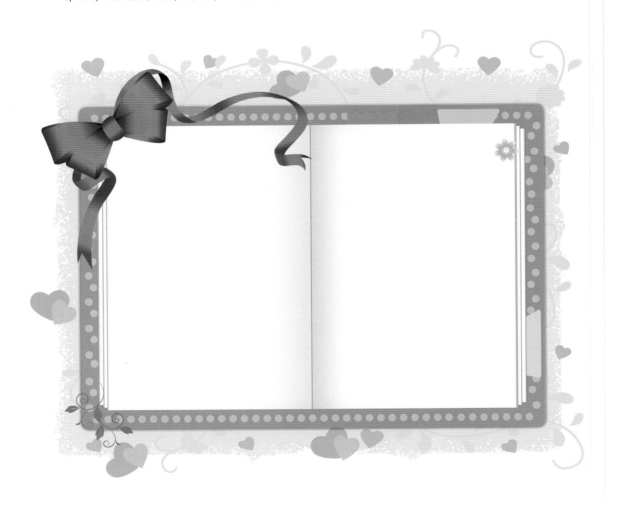

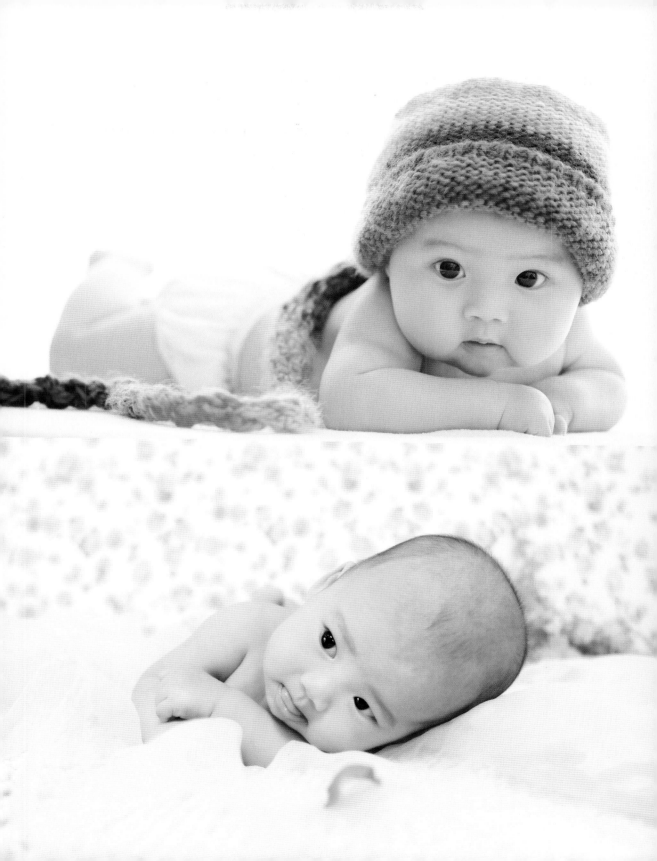

孕中、晚期运动课

一、站立时的运动

【第1组】

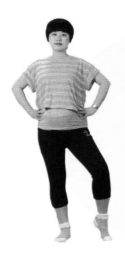
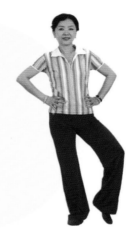

1. 双脚与肩同宽，双手叉腰，左脚脚尖点地。

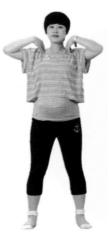
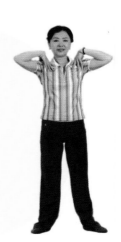

2. 双手按在肩膀处，向前向后活动肩膀。

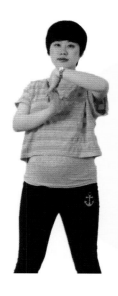
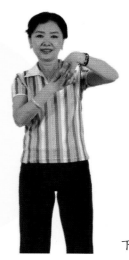

3.双手十指交叉于胸前，上下活动手腕。

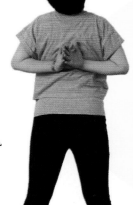

4.双手背在身后，手背相对，头向上仰望。

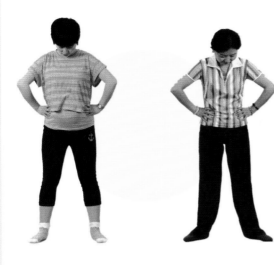

1. 双脚分开，与肩同宽，双手叉腰，头向下低，手肘向前收。

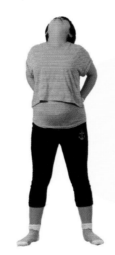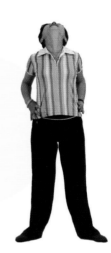

2. 手臂向后用力，头向后仰。

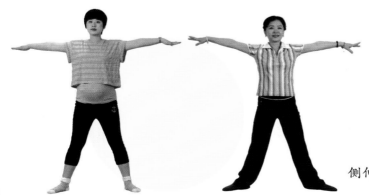

3. 双脚分开，双臂向身体两侧伸直。

4. 身体下蹲，双手交
叉于身体前。

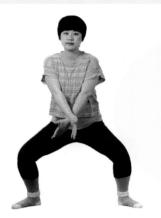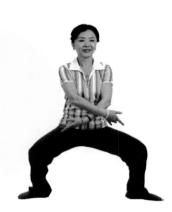

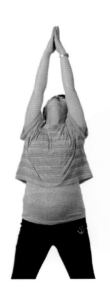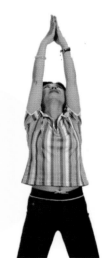

5. 抬起身体，双手合十，掌
心相对，向上伸直，头向后仰。

6. 双手叉腰做准备。

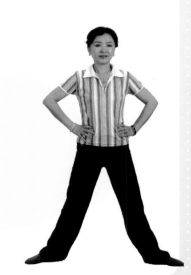

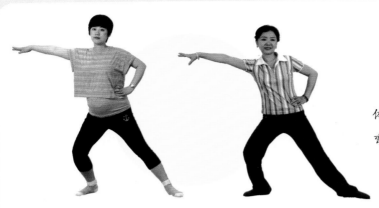

7.右臂向右侧伸展，身体重心向右移，着力点放在弯曲的右腿上。

8.左腿弯曲，重心放在左侧，右手抬高，拉伸右侧身体，直视左前方。做完后本组动作换方向重复一遍。

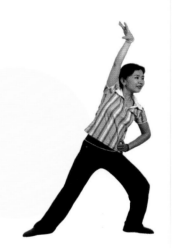

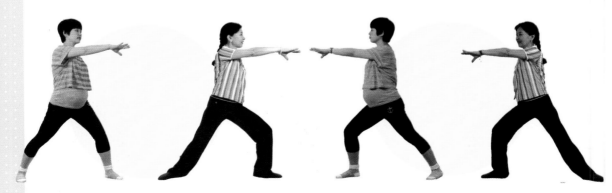

9.左手叉腰，身体向左旋转，右手手臂向左前方伸展。然后换方向再做一遍。

二、二人共同完成的动作

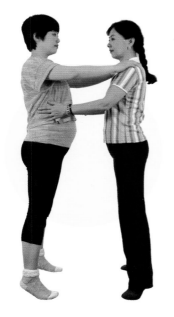

1. 丈夫扶着妻子，踮脚。

2. 单腿向侧踢，换腿重复。

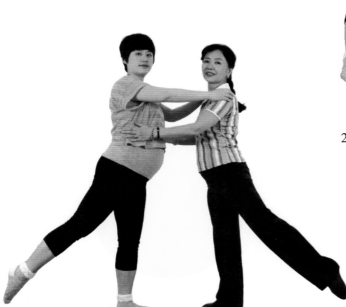

3. 单腿向后踢。换腿重复。

三、办公室运动

看电脑时间久了可以做活动肩、颈部的运动，避免办公室白领的颈椎病。

【第1组】

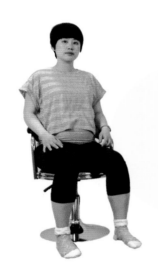 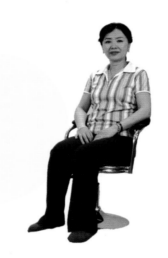

1. 坐在椅子上做准备动作。

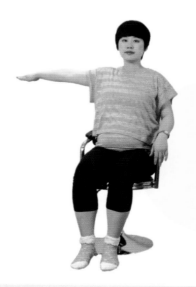 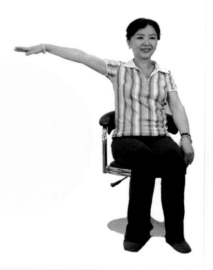

2. 抬起一侧手臂。

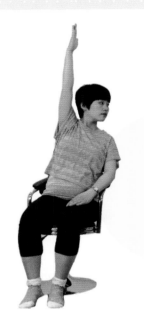 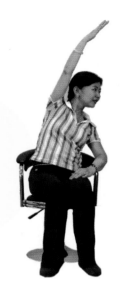

3. 向一侧伸臂，眼睛向斜前方看。另一手自然地搭在腿上。

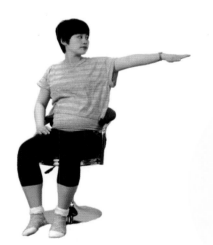 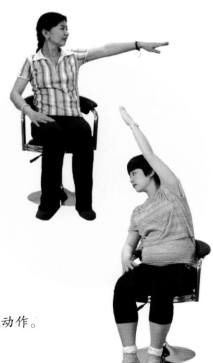 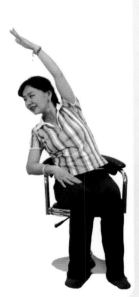

4. 换方向重复上一组动作。

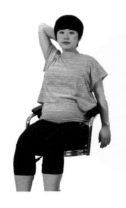
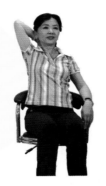

1. 右手举起按在后背。

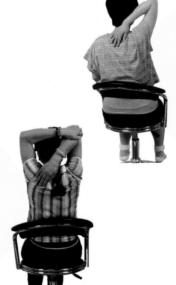
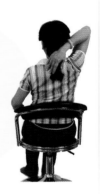

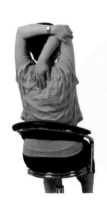

2. 左手举起握住右手肘关节，在头部后交叉。

做完后反方向重复。

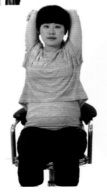
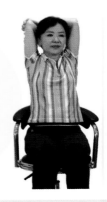

【第3组】 绷脚运动

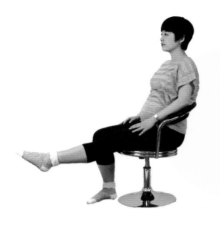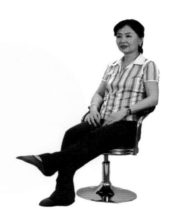

1. 坐在椅子上，双手自然地放在腿上。抬左腿，向下绷脚。

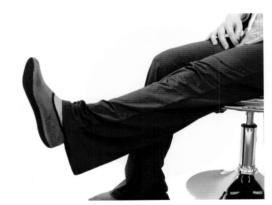

2. 再向上绷脚。

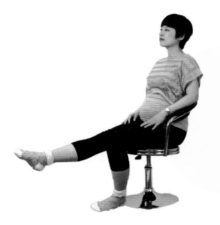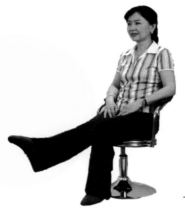

3. 换右腿重复动作，向下、向上绷脚。

【第4组】

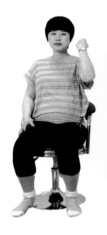 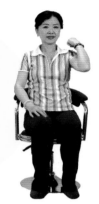

1. 左手握拳举至肩部。

2. 放下左手，换右手。

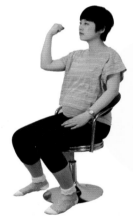 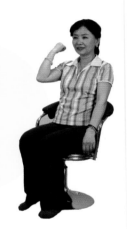

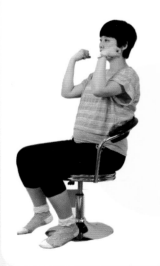 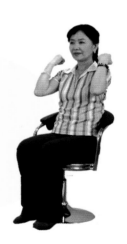

3. 双手一起做，握拳举至肩部。

4. 左手握拳，曲臂抬起，
与身体呈90°。

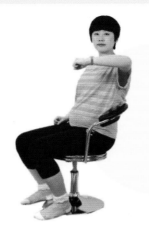
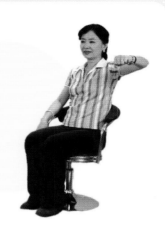

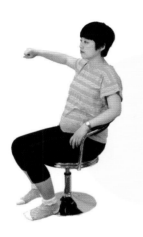
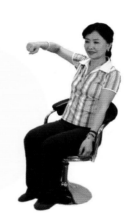

5. 左手放下，换右手重
复同样的动作。

6. 两手共同抬起，重复
上面的动作。

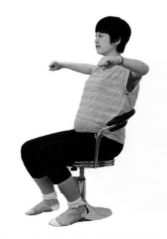
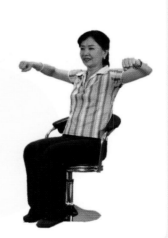

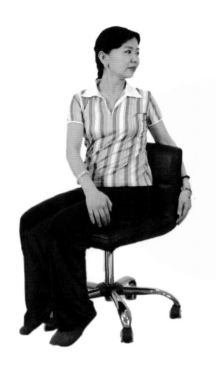

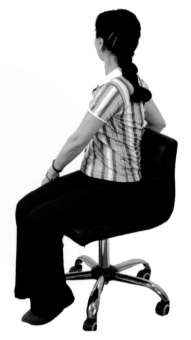

1. 坐在椅子上，身体扭向左侧，左手搭在椅背后，右手自然地放在腿上。做完后反方向重复。

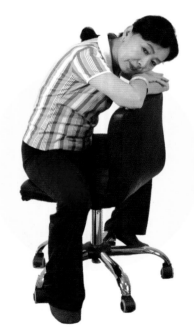

2. 倒坐椅子，注意不要让肚子碰到椅背，给肚子留出充分的空间。卧伏在椅背上，脚尖点地。主要目的是让孕妇开跨，为分娩做准备。

四、瑜伽球动作

[第1组]

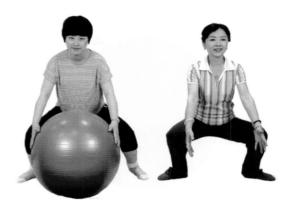

1. 两腿与肩同宽，缓慢下蹲，半蹲扶住瑜伽球。

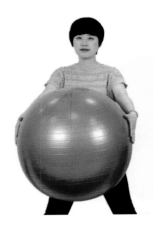 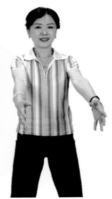

2. 抓住球慢慢直起身，将球抱在胸前。

3. 将球上举至头顶。

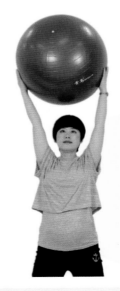 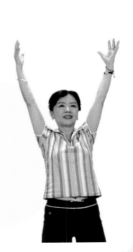

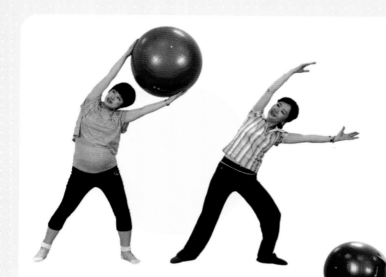

4.弓左腿，向左侧侧
腰伸展。

5.弓右腿，向右侧侧
腰伸展。

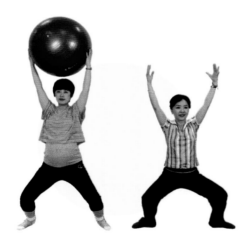

6.举球下蹲至半蹲状态。

7.恢复至直立。

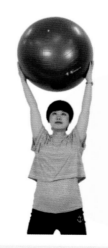

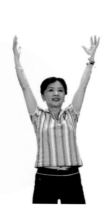

【第2组】

右手高举向上，左腿弓步，左手将球推出去，指尖扶住球。再换右侧重复。

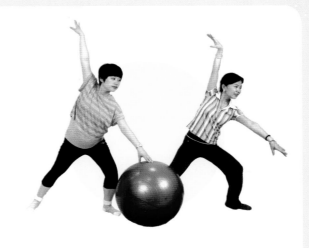

【第3组】

第3组至第5组在家、在产房都可以做。适用于在产房待产，加速产程，减轻疼痛。也可适当缓解腰背部的不适。

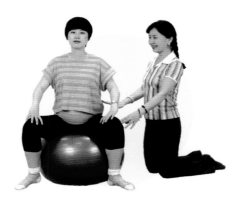

1. 坐在瑜伽球上。

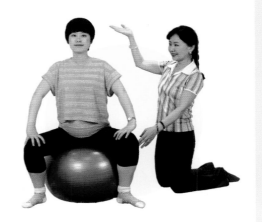

2. 向上轻轻抬起身体。

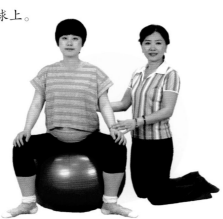

3. 向下坐在球上。

【第4组】

坐在球上，侧伸左腿。再换右腿重复。

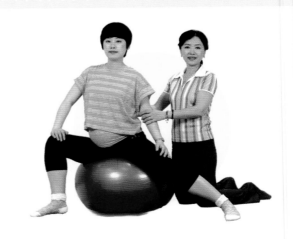

【第5组】

以臀部为着力点顺时针使球原地滚动。逆时针再做一遍。分解动作：

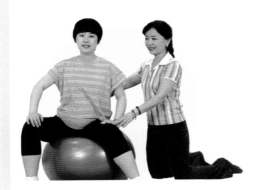

1. 身体向右

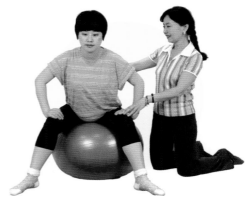

2. 向后。

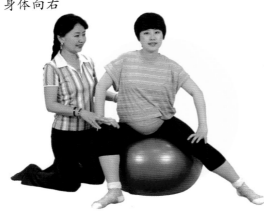

3. 向左。再回到正常坐着的姿态。

下身水肿时可以通过球把腿部抬高，放松，舒缓静脉。

1. 平躺在瑜伽垫上，小腿搭在瑜伽球上，可以上下颤动小腿。

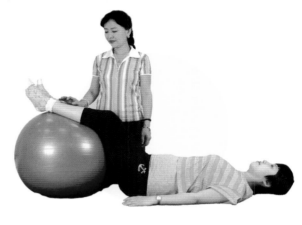

2. 两脚放在球上。

3. 用脚将球推出去，至小腿搭在球上停止。

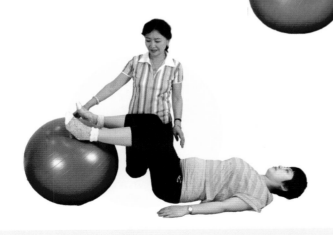

4. 再用脚将球勾回来，至双脚踩在球上为止。脚和腿尽量打开一些。

81

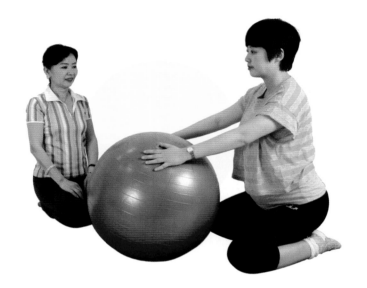

1. 跪坐在瑜伽球之前，双腿打开，双手搭在瑜伽球上。

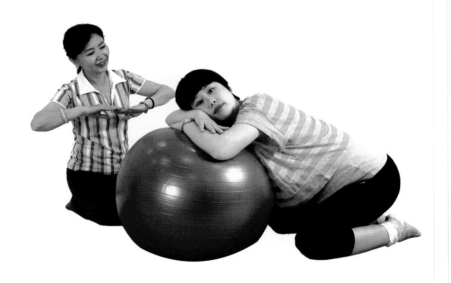

2. 上身趴伏在瑜伽球上，注意不要让肚子贴在球上，留有一定的空间。腰部不舒服时可采取这种姿势。这个动作在产房也可以做。

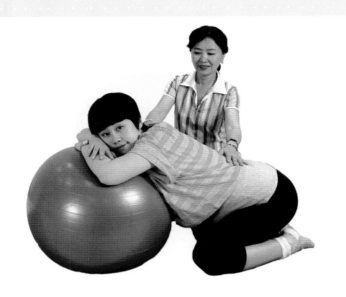

3. 家人此时可以帮助做一些腰部按摩。如果孕妇是枕后位，可以通过这种动作在宫缩的作用下试着使胎儿转过来。

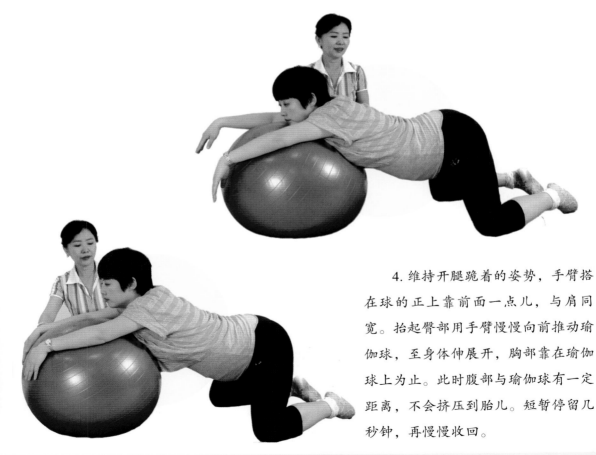

4. 维持开腿跪着的姿势，手臂搭在球的正上靠前面一点儿，与肩同宽。抬起臀部用手臂慢慢向前推动瑜伽球，至身体伸展开，胸部靠在瑜伽球上为止。此时腹部与瑜伽球有一定距离，不会挤压到胎儿。短暂停留几秒钟，再慢慢收回。

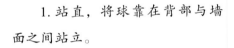

1. 站直，将球靠在背部与墙面之间站立。

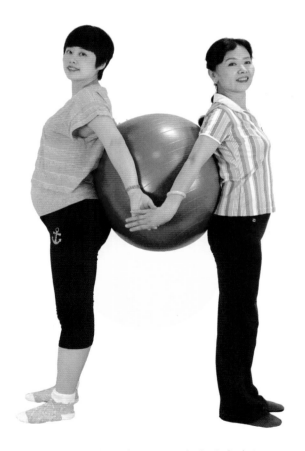

2. 与丈夫背对背站立，将球放在中间。

五、垫上运动

【第1组】

1. 双脚并拢站立，向前迈左脚，右脚脚尖点地。

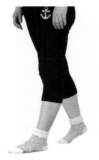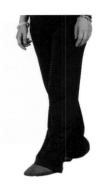

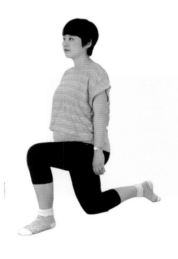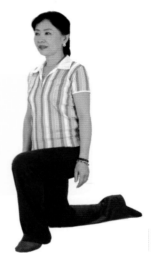

2. 单腿跪下，脚背放平。

3. 双腿跪下，脚背放平。

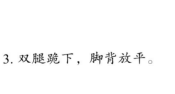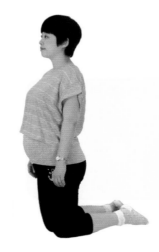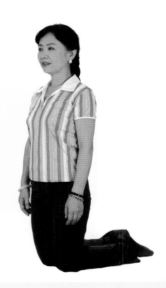

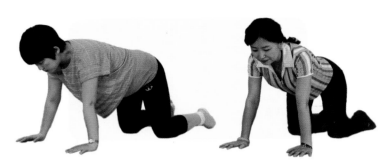

4.弯下身体，双手与双腿一起支撑在地面上。

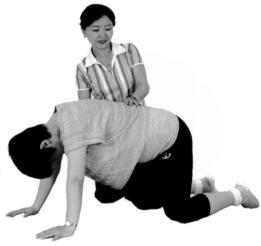

5.低头，慢慢将腰弓起来。

6.抬头，慢慢将腰塌下去。反复练习。

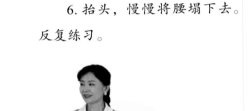

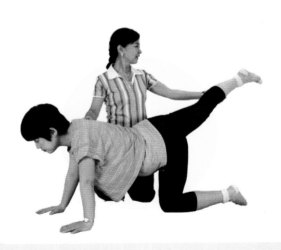

7. 维持跪在地上的姿势，慢慢将一条腿向后抬起，伸直。角度不需要特别大。然后换另一条腿做。

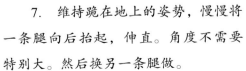

【第2组】

1. 自然、舒适地跪坐在地上。

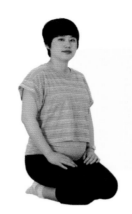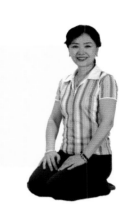

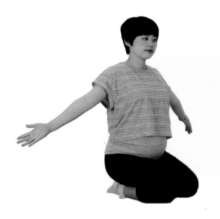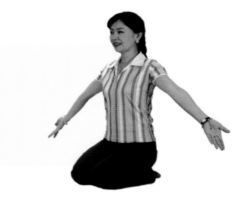

2. 双臂打开，手掌向前。

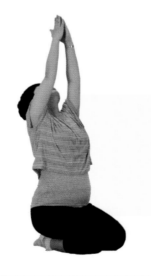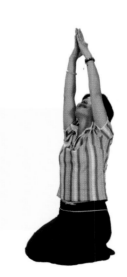

3. 双手合十，手臂向上伸直，头向后仰。

4.保持双掌合十的姿势慢慢将手臂放下，合十于胸前。

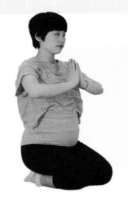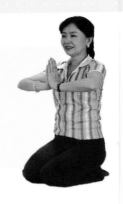

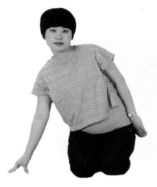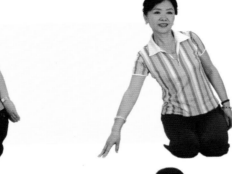

5.跪坐在腿上，背部挺直，身体向右侧倾斜，右手伸直，指尖点地。换左侧重复。

6.慢慢将重心向右倾斜，坐在右腿上，左腿向后伸出。

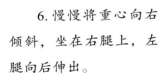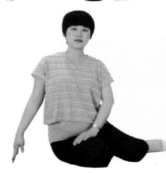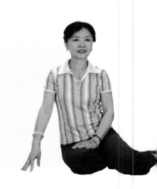

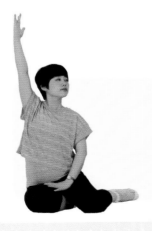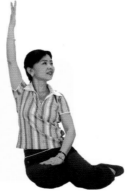

7.左手自然搭在右腿上，右手臂向上伸直。

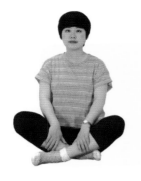 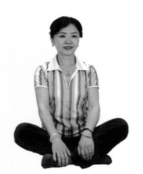

1. 盘腿坐在地上。

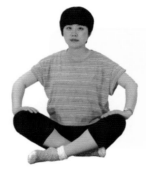 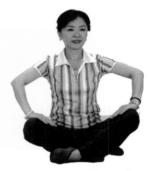

2. 双手搭在膝盖上，肘部向外。

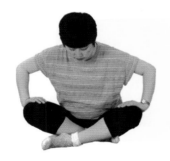 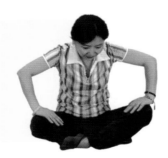

3. 头部向下弯曲。

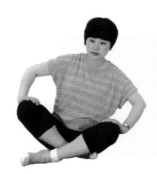 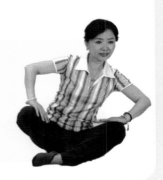

4. 身体向左侧倾斜。

5. 身体向右侧倾斜。

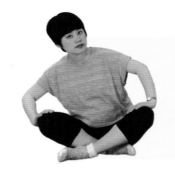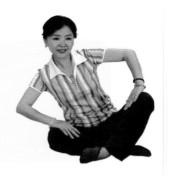

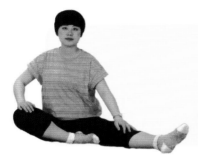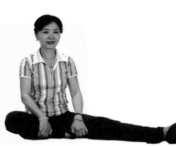

6. 坐在地上, 右脚抵于左腿大腿根部, 左腿向斜前方伸出。

7. 左手向前搭在左脚脚背上, 右手向上抬起, 身体向左侧伸展。完成后再换另一边重复。

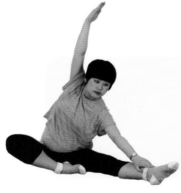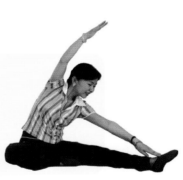

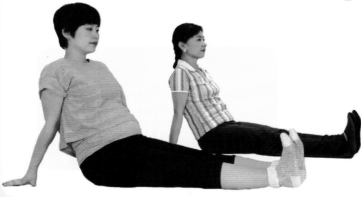

8. 坐在地上, 双腿伸直, 向上勾脚。

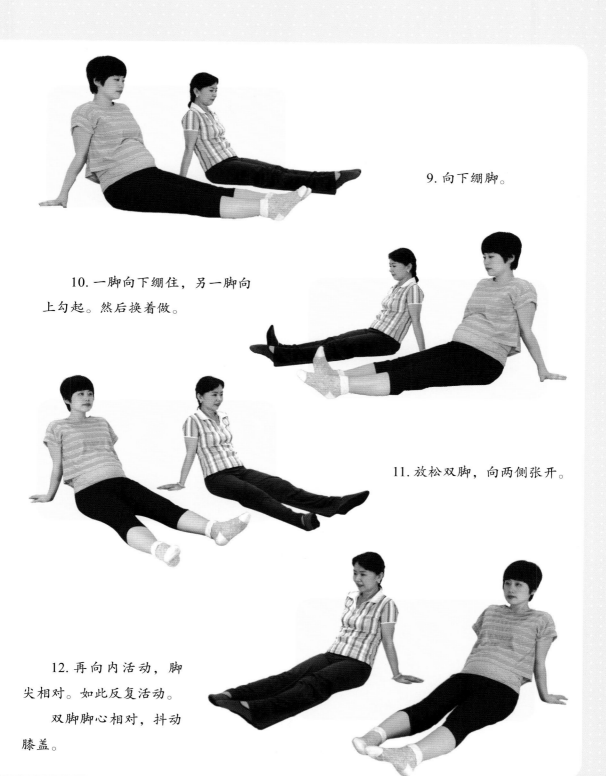

9. 向下绷脚。

10. 一脚向下绷住，另一脚向
上勾起。然后换着做。

11. 放松双脚，向两侧张开。

12. 再向内活动，脚
尖相对。如此反复活动。
　　双脚脚心相对，抖动
膝盖。

1.向左侧扭转身体，左腿在右腿之下，双手撑于左侧。

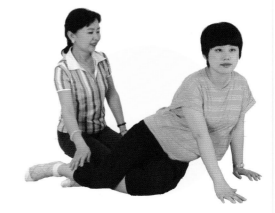

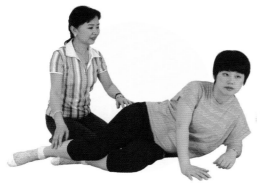

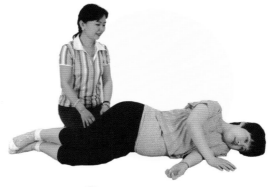

2.左手手肘支撑身体，慢慢向下倒下，至完全躺在地上。

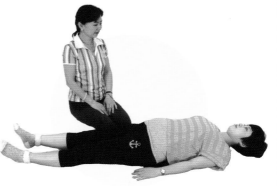

3.平躺于地上。

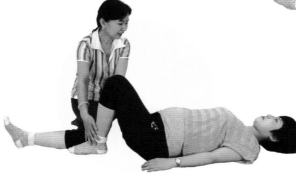

4.屈起左腿。

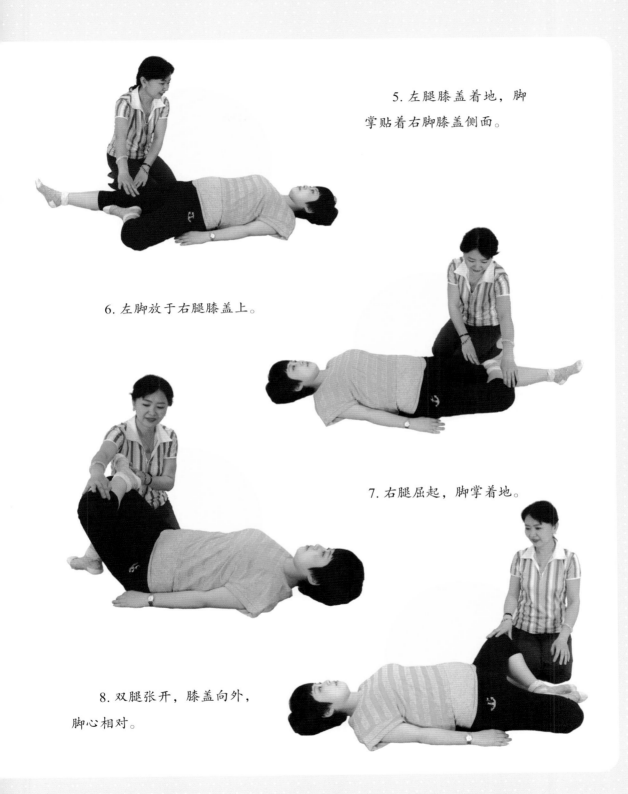

5. 左腿膝盖着地，脚掌贴着右脚膝盖侧面。

6. 左脚放于右腿膝盖上。

7. 右腿屈起，脚掌着地。

8. 双腿张开，膝盖向外，脚心相对。

93

1. 平躺于地上，膝盖屈起。

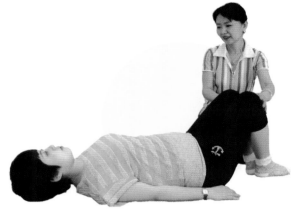

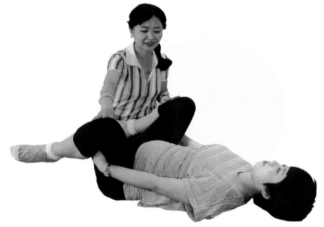

2. 打开双腿，双手抱住双腿
大腿外侧。

3. 放下双腿，向左侧转身，
慢慢起身。

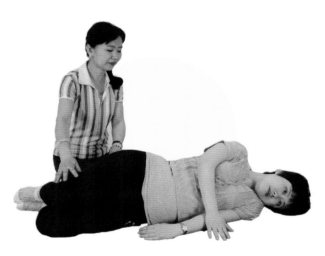

Part 3

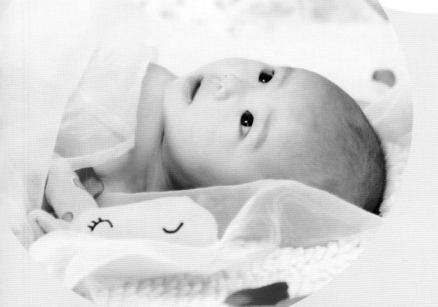

第3课

孕期常见
问题及疑问

孕期常见问题及处理

多数准妈妈能够健康、愉快地度过整个孕期，也有少数准妈妈可能会出现一些不适。这些孕期不适产生的主要原因是什么呢？多数都是孕妇体内激素水平变化导致的，还有就是增大的子宫产生的压迫症状。接下来就给大家讲讲孕期可能出现哪些问题，让大家知道这些问题出现的原因，并能够提前预防。

一、晨吐

首先说说晨吐。早孕期间，孕妇容易发生恶心呕吐。

主要症状：孕早期6~12周，准妈妈早上刷牙漱口的时候，或是突然闻到某种气味，会感觉恶心想吐。没有关系，这是正常的生理反应，大家不要紧张。

主要原因：早孕反应导致，一般发生在早上或是晚上。

预防措施：

☆ 早上起来可以先吃一点儿面包干，或者饼干、馒头片，这些食物是可以缓解早孕反应的。

☆ 少量多餐。如果你想吃东西的时候，吃一点儿就想吐了，那就别再吃了。等过一段时间症状消失了，你再吃一点儿。把一天的食物化整为零，一天多吃几顿。

☆ 吃一些容易消化吸收的食物，不要吃一些油腻的或者刺激性的食物。

☆ 减少异味刺激。

二、腰酸背痛

到了孕中、晚期，准妈妈会发生的一个问题就是腰酸背痛，这是比较明显和普遍的。我们通过图片可以看到，刚一开始子宫里有一个小胚胎，这个时候准妈妈的脊柱没有什么变化，跟怀孕前差不多。随着小胚胎不断长大，准妈妈的脊柱不断地弯曲。最后到了孕末期的时候，脊柱弯曲得最严重。因为身体自己是要找一个平衡的，为了维持体态的平衡，肚子向前挺着，脊柱在后边就要弯曲。所以准爸爸一定要理解，准妈妈在孕期为什么会发生诸多情况，这跟她的生理变化有关系。希望丈夫在这个时候能够给予妻子一些帮助和支持。

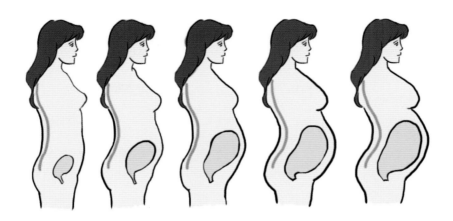

主要症状：腰背部肌肉痛。

主要原因：日益增大的胎儿将准妈妈向前牵拉，准妈妈为保持身体平衡微微后仰。

预防措施：

☆ 不管是站立、行走还是坐的时候都是要注意腰背挺直。平时坐着的时候，可以在后腰放一个垫子或者枕头，给腰部一个支撑，避免腰部悬空。

☆ 回到家以后，可以在床上做一些缓解腰背部不适的运动。准爸爸也可以帮助准妈妈按摩一下后背，也是可以缓解疲劳的。

三、气急

主要症状：孕末期，准妈妈稍稍用一点儿力、上下楼梯或搬东西时会感觉喘不上气。

主要原因：由于增大的子宫逐渐向上移，膈肌也上升了，可能有时候就会感觉到呼吸困难。这个不用担心，也不用紧张。等胎儿的头部再次下降入盆的时候，你就会感觉舒服一些了。

预防措施：注意休息，让准妈妈保持一个比较舒服的姿势。比如，上身稍微抬起一点儿，采取半坐位，利用地心引力让膈肌稍微向下一点儿，增加舒适感。躺在床上时，头下可多放一个枕头。

这种气急还要排除一种异常情况就是贫血。贫血的症状就是容易疲劳，感觉气不够用，中医的说法叫气亏。

四、贪食和厌食

孕期容易发生的另外一个问题就是贪食或厌食，走两个极端。

主要症状：

贪食：一段时间内很想吃某种食物，吃嘛嘛香，看什么都想吃，自己控制不住。

厌食：看什么都不想吃，甚至怀孕前喜欢吃的东西现在突然间不爱吃了，怎么都吃不下。

这两种状况都会影响到准妈妈和胎儿的健康。如果贪食，准妈妈超重，孩子也超重，自然分娩可能就会受影响，孩子长大以后的健康也会受到影响；如果厌食，准妈妈食欲下降，不吃东西，孩子摄入的营养就会受限，生长发育就会受到影响。

预防措施：

贪食的准妈妈，建议不要吃高脂肪、高糖的食物。尽量控制自己的食欲，时刻想着营养均衡、全面。

厌食的准妈妈如果特别不爱吃某种食物，或者吃不下，我建议可以选择一种同类的食物来替代。

五、便秘

主要症状：

便秘就是大便次数少、干燥，排便的时候比较困难，有的人甚至会便血。排便的时候就会特别疼痛，因为疼痛又不敢排便，最后导致恶性循环。在孕期要尽量避免这种问题的发生。

主要原因：孕激素的作用使肠壁松弛，肠蠕动减慢了。还有就是增大的子宫压迫了直肠。子宫在腹腔中间，直肠在左侧，因此子宫增大后，直肠的蠕动也会受到影响，使肠蠕动下降。还有极个别准妈妈是因为贫血，医生开了一些铁剂，服用过后大便出现了一些问题。

预防措施：早晨起来喝一杯白开水。温度多少合适呢？我听过一个养生专家的课，他说25℃的白开水对人体最有好处。冬天不建议孕妇喝凉白开，水太凉了也会造成肠蠕动过慢，最好喝一杯温开水。

如果便秘特别严重，同时血糖是正常的，可以适当少加一点儿蜂蜜，血糖高的人就不要加了。平时还要注意养成好的饮水习惯，多喝水，不要等渴了再喝。多吃一些膳食纤维丰富的食物，比如深绿色的蔬菜、水果、豆类，还有粗粮。

再有就是科学的运动锻炼。在运动的过程中，肠蠕动会加快，这样可以促进大便的排出。实际上排便通畅就是排毒。对准妈妈来说，最好的运动就是散步。我建议准妈妈经常走动走动，去散散步。

还要培养定时排便的习惯。有一些人便秘是因为工作忙、生活不规律。我遇到的一个准妈妈是银行柜员，工作时坐三四个小时都动不了。但是准妈妈作为一个特殊群体，还是要注意关爱一下自己。看看自己的排便时间是否能够调整一下，比如每天早晨上班前排便，或者晚上睡前排便，定时定点。

有严重便秘的准妈妈，我建议可以补

充一些成人益生菌，有一些酸奶里是有益生菌的。益生菌能调理肠道内环境，增强免疫力，还有就是可预防宝宝过敏的发生。至少要吃1周，看看便秘有没有改善。当然不能完全依赖它，还要靠饮食的调整，养成排便习惯，综合地去纠正。

六、头晕

我曾经遇到过一个准妈妈，她在上班的途中突然就晕倒在公交车上了。她很担心自己的孩子会不会缺氧。我问这位准妈妈："你的这种头晕是不是发生频率很高？"她说没有，就这一次。我说："那就没有关系，如果以后头晕发生频率高的话，你再到医院去检查。"

主要症状：站立不稳或晕厥。有一些孕妇在孕早期可能会有这种状况，有的人到后期也还会有，要看看频率是不是很高。如果频率很高，就要排除是否有其他的疾病。

主要原因：多种原因都会引发，如血压变化、血糖低、贫血、体位性休克等。

预防措施：

☆ 从坐到躺、到站的时候，要注意自己的体位。仰卧位起身的时候，不要马上坐起来，先侧身躺一会儿，再慢慢用手撑起身体来，避免体位性休克。

☆ 贫血的准妈妈注意改善贫血，然后少量多餐。

☆ 血糖低的准妈妈，随身带点儿小食品，避免血糖低带来的头晕。

☆ 不要长时间处于仰卧位，起床的时候要小心，准爸爸也要注意提醒准妈妈。

七、尿频

主要症状：排尿频繁，没有尿疼的感觉。

主要原因：尿频这种情况发生在两个阶段，一是在孕早期，这个时候子宫没有完全出盆腔，会产生压迫膀胱的状况；二是在孕末期，胎儿头部开始下降，再次入盆压迫膀胱，准妈妈可能会突然就想排尿了。

预防措施：

☆ 如果夜间排尿比较频繁，可能就会影响睡眠了。在这里，我给大家几点小小的建议。如果夜间尿频，为了保证睡眠，晚上睡前饮水要适量。还有就是出现尿疼的时候，应该到医院去看医生。如果有尿频、尿急、尿疼的状况，我们要排除泌尿系统感染的问题。泌尿系统感染一旦发生，会给准妈妈造成痛苦，那一定要及时到医院去治疗。在医生的指导下用药治疗，是不会对准妈妈和胎宝宝造成任何危害的。

还有一个问题是尿失禁。我曾经遇到过一个准妈妈，担心感冒的时候咳嗽会影响孩子。我说没关系，如果你有一些紧张的话，可以扶着腹部，轻轻地咳嗽。她说还有一个问题，一咳嗽尿就不自主地流出来了。我告诉她这可能是盆底组织松弛导致的。有些人会在孕末期出现这个问题，也有很多人在产后出现，有的甚至都上班了还会出现。身边的一些长辈，在大笑、咳嗽、打喷嚏的时候，突然间感觉憋不住尿，或者尿不自主地流出来了。这种状况就叫"压力性尿失禁"。一些年长的女性可能是在怀孕的时候没有注意自己盆底组织的锻炼，从而导致了尿失禁的发生。

现在的准妈妈还是比较幸福的，了解到了这个知识，就可以开始进行盆底组织的锻炼。盆底组织锻炼实际上就是提肛运动，它主要是锻炼盆底组织的力量。在这里先告诉大家一个小窍门，在产检的时候，医生告诉你去留中段尿。中段尿就是先尿一点儿，停顿，之后再拿尿杯来接尿。这个停顿的过程，实际上就是你在做盆底肌的提升，做提肛运动，只不过这个时候的提肛运动是瞬间的。我让你们做的提肛运动是一定要持续几秒钟，向内、向上去提升，持续6~8秒钟，之后再放松，而不是一收一缩的。其实提肛运动你时时刻刻都可以做，它是一种私密性的活动，谁也看不到。比如，坐在椅子上，站在公交车或者地铁上，都可以做提肛运动，关键是要有意识。另外还有一点，需要干体力活的妈妈，我建议你们不要提重物，因为提重物的时候，你的腹肌是要用力的。避免提重物，实际上也是避免盆底组织的松弛。

八、小腿痉挛

主要症状： 小腿或双脚肌肉疼痛、收缩、痉挛，常发生在夜间。孕末期比较常见，也有一些人是因为缺钙，就会出现腿疼、抽筋的状况。

主要原因： 孕末期常见，主要是随着胎儿的成长，准妈妈的负重加大了，还有一种原因是缺钙。

预防措施： 直接的方法是按摩疼痛部位。准妈妈要注意补钙。钙的摄入每天600毫克就可以了。还可以多喝奶，因为钙的主要来源是奶制品。当你小腿痉挛的时候，可以做勾绷脚的动作，把脚背向身体靠拢，然后把脚背放平。这样的动作多做一做。

如果不及时补钙，可能会发生牙齿松动、关节疼痛等缺钙的症状。如果有腰背疼痛的状况，一是身体负重加大，身体为了调整平衡而引发腰背疼；二是要看看身体其他部位是否也有疼痛的反应，判断一下是否缺钙。大家要有这个意识。

孕期到底该不该补钙呢？有一些人说："大夫说了，我到孕末期了，不能补钙了，孩子头太硬的话不容易生。"我就这个问题咨询了一些相关专家。其实胎儿的骨骼发育不只是颅骨，他的四肢、躯干都是需要钙的。我们只要不过量补钙，是没有问题的。有一些准妈妈有喝奶的习惯，如果能够保证奶的摄入量，那就不需要额外补钙。如果你喝奶量不够，就需要额外补充。下面我们通过一个图表来看一看，一个成熟的胎儿体内含钙量是多少呢？

孕期胎儿钙储备和母体代谢需要

孕期	胎儿钙储备	母体代谢需要
孕早期	7毫克／日	300毫克／日
孕中期	110毫克／日	300毫克／日
孕晚期	350毫克／日	300毫克／日

孕期不同的时间，准妈妈对钙的需要量是不一样的。孕早期一个胚胎组织需要的钙其实很少的，孕早期胎儿的钙需要量大概是每天7毫克。这时候钙的需求主要来自于准妈妈每天代谢所需要的钙。到了孕中期，胎儿处于一个生长发育的高峰，需要大量的钙储备，每天对钙的需要量是110毫克。到了孕晚期，胎儿每天需要350毫克的钙。这里所说的，仅仅指胎儿所需要的钙，准妈妈每天需要额外的300毫克。

孕中期，一个孕妇每天总共需要钙1000毫克。孕末期是胎儿生长发育的加速期，孕妇每天需要的钙总量是1200毫克。在这里也提醒一下哺乳期的妈妈，哺乳期间也应该继续补钙。

孕中期母体钙需要量1000毫克／日
孕晚期母体钙需要量1200毫克／日

对于准妈妈来说，光补钙还不够，钙质的吸收要靠维生素D。所以孕妇、产妇要服用补剂的话，我们建议服用的是钙＋维生素D，同时要增加一些户外活动。

我们再来看看钙的比例分布。钙质占人体体重的2%。人体所含的钙质中，有99%都分布在骨骼和牙齿中，剩下的1%分布在血液、细胞和软组织当中。如果需要检查是否缺钙，我们都是通过检查骨密度或者X射线来看看是否缺钙。

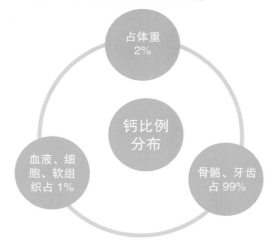

影响钙吸收的因素有很多，并不是摄入了多少钙，就能吸收多少钙。受到某些因素的影响，一部分摄入的钙就流失了。吃的食物中，如果草酸和钙结合，就形成了不易吸收的草酸钙。蛋白质、脂肪摄入过多，也会影响钙的吸收。过咸的东西含有大量的钠，到了人体里，摄入的钠和钙就会在肾脏中形成竞争，有一些钙就会通过尿排出去了，增加了尿钙的排出。

工作压力中的紧张情绪也会影响钙的吸收。有的人喝咖啡太多，也会导致钙流失。我们一般不主张孕妇喝咖啡，有的准妈妈说不喝不行，那在冲泡咖啡的时候就把浓度稀释，让味道淡一些。有些习惯了喝咖啡的人如果一口不喝可能就觉得日子都过不了了。

运动对钙的吸收有很大的促进作用，尤其是户外活动，阳光中紫外线的照射可以促进钙的吸收。

我们再来看看能通过什么食补方式来补钙。

牛奶、干酪、蛋黄、海产品、干果，包括一些豆类，里边都含有钙。如果每天摄入食物的种类够了，其实钙的摄入不会特别缺乏。

常见食物含钙量表（毫克/100克）

食物名称	含量	食物名称	含量
牛奶	104	花生仁	284
干酪	799	荠菜	294
蛋黄	112	油菜	108
海带	348	蚌肉	190
紫菜	264	大豆	191
木耳	247	青豆	200
虾皮	991	豆腐	164

牛奶富含钙质，奶制品里干酪含的钙质更多。但是在摄入奶制品的时候，也要考虑到热量和脂肪的含量。

含钙量最高的食物是虾皮。但是吃虾皮不能一把一把地干吃，虾皮太咸了。我们应该怎么办呢？这里教大家一个小方法。吃虾皮之前先把虾皮放在水里浸泡，把盐分给泡出去。然后再把虾皮沥干水分，放在饼铛或者是平底锅上，用特别微

小的火把虾皮里的水分烘焙干。这样处理之后，平时没事的时候就可以抓一小把虾皮来吃了。

我曾经听同事说，有一个老大爷，每天都要抓一把泡得没有盐分的虾皮当零食吃，检查的时候发现他真的不缺钙。当然，这里不是要求准妈妈都学他这样做，就是给大家分享这样一个故事。

这就是饮食习惯的力量。大家平时的

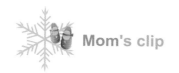

生活习惯对钙吸收的影响也很大。我曾经在内蒙古一家妇幼保健医院工作了1个月，当时的院长跟我说，他的老母亲90多岁了，牙口特别好。每天他们的饮食都少不了奶和奶制品，比如奶豆腐、奶皮、奶酪等，整个食物的结构是以奶为主的。奶制品含钙量就比较丰富，所以那里的老人牙口都特好，身体特别硬朗，骨质也特别好，没有骨质疏松的状况。这就跟他们的日常饮食有关。这个院长还说，他周围的老人基本都没有缺钙、抽筋的现象。女人到了一定年龄，骨质疏松就很常见，但是在他们当地真的没有。

饮食结构适当地加以改变，就会对钙的摄入有帮助。

九、失眠

睡觉对于人是最重要的。如果睡眠不好，一天到晚都头昏脑涨的，情绪也不好。孕妇有时候也会出现睡眠问题。

主要症状：难以入睡或醒来不能入睡。

主要原因：增大的子宫对身体造成了压迫，还有一个是晚上胎动比较多。在这里我们建议准妈妈到孕末期的时候，不要因为快生孩子了而焦虑、紧张。

预防措施：

☆ 晚上可以坐在床上，听一些轻柔、舒缓的音乐，让自己静下来，做做深呼吸。

☆ 睡前洗一个热水澡，做一些轻微的放松的运动。

☆ 可以跟宝宝做一些交流，告诉他，现在是深夜了，妈妈和宝宝一起睡觉了，让自己静下来，也让宝宝静下来。有时候宝宝胎动特别频繁，的确是睡不好。

☆ 也可以调整睡觉姿势。借助枕头、垫子，把腿搭在上边。觉得什么样的姿势舒服，就用那种姿势睡。不要非得追求所谓最科学的左侧卧位，如果睡不好觉，第二天就没法保持体力去应对一天的工作。

说到睡眠的问题，在这里要跟大家讨论一下睡姿。医生都会跟准妈妈说，睡觉最好的姿势是左侧卧位。左侧卧位是可以给胎盘供给更多的营养，但也有一些孕妇会跟我说，左侧卧位根本睡不着。左侧卧位时，宝宝就在肚子里边动来动去，弄得心烦意乱。那怎么办呢？左侧卧位的确是孕妇最好的睡眠姿势，但并不是唯一的姿势。如果你感觉不舒服，还是要恢复你能够入睡的最佳姿势。你不能因为左侧卧位最好，结果搞得自己一宿睡不着觉。

准妈妈不要长时间处于仰卧位，仰卧

位会使子宫受地心引力影响向后、向下压，子宫后边有很多血管，它可能就会影响到胎盘的供血。甚至有的准妈妈仰卧位时间太长，在起身的时候会发生体位性休克。

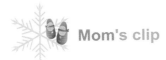

Mom's clip

有一个准妈妈很紧张。她有一次睡觉的时候是左侧卧位入睡的，醒过来时发现自己是仰卧位，就感觉好紧张。她第一时间给我打电话，说："席老师怎么办啊，宝宝会不会缺氧啊？"这就是太紧张了。我告诉她不要那么害怕，先侧身躺一会儿，过一会儿再起身，如果胎动都正常的话就不会有什么问题的。

十、水肿

到了孕中、晚期的时候，有些准妈妈可能会出现水肿。

主要症状：双小腿及手指肿胀。按压小腿前侧的时候，按下去的皮肤恢复起来特别慢。

主要原因：站立时间长，血液循环缓慢。食物过咸，水钠潴留，体重超重或有家族遗传史。

预防措施：

☆ 不要站立或坐的时间太久。假如工作的时候坐得太久，就要活动活动腿和脚，做一做绷脚的动作，血液循环就会加速，可减轻下肢的水肿。

☆ 如果下班回到家发现腿肿，可以把腿抬高一点儿。我们也要看第二天早上水肿是否消失，如果睡醒觉水肿不存在了，就不用担心，只是因为站得时间太久了；如果水肿不消失，就应该引起注意了。家里如果有瑜伽球，准妈妈可以把腿搭在球上，也可以把腿放在墙上，一点点抬高。

☆ 用温水洗洗脚，促进足部的血液循环，减轻水肿。

☆ 对小腿进行局部的按摩，促进血液循环。

☆ 静脉曲张严重的准妈妈，可以穿上防静脉曲张的弹力袜，以减轻小腿疼痛，缓解静脉曲张。

十一、阴道分泌物

主要症状：阴道有透明、白色分泌物，不伴有其他症状。

主要原因：孕期激素改变，阴道分泌物有所增加。

预防措施：勤换内裤。如伴有异味、瘙痒、疼痛、颜色改变，应排除阴道炎症。必要的话查一下白带常规，如果有妇科炎症，就要在医生的指导下用药，治疗阴道炎。因为阴道是分娩的时候宝宝经过的一个通道，如果有炎症就要及早治疗，避免分娩时宝宝发生感染。

十二、妊娠纹

女性都希望自己美丽一些，准妈妈也不例外。被大家经常关注的问题就是，怀孕后身上长了很多妊娠纹。

主要症状：乳房、腹部、腰部还有大腿皮肤出现纹路。

主要原因：由于肌肉纤维的过度拉伸、断裂而导致了妊娠纹的产生。

预防措施：

☆ 预防妊娠纹最好的办法就是要控制体重，不要让自己的体重增长得太快。因为人的皮肤就像橡皮筋，如果橡皮筋拉伸过快，一下就拽得很长，没有一个慢慢延伸的过程，猛地一拉，皮筋就断了。皮肤也是一样，如果体重增长过快，皮肤根本承受不了，没有一个缓慢的过程，它也会一下就断裂，断裂以后妊娠纹就会特别明显，变成紫红色。生完宝宝以后，妊娠纹的色素会逐渐变淡，但是这种纹路会永久

性存在。

☆ 孕妇的腹部中间会有一条腹中线。凡是生过孩子的人，你要是仔细看，都能隐隐约约看到这条线。这就是生育的一个特征。有一些准妈妈会买来一堆保养品，对自己的腹部进行按摩护理。不要使劲按摩，达到滋养的作用就可以了，因为你不知道胎盘是否附着在附近。抹完这些保养品就不长妊娠纹了吗？并不一定，因为每个人的皮肤弹性是不一样的。

所以，预防妊娠纹关键要有运动意识。从年轻的时候就给自己做身体健康的积累，等到你年龄大了的时候，你会觉得以前真的没有白付出。其实运动的人是快乐的。运动是一种习惯，如果你不经常运动，你会觉得运动起来特别累。但是经常运动的人，如果你不让他动，他会觉得很难受。

很多准妈妈问我，如何保持年轻、保

 Mom's clip

我接触过一些女运动员，跟她们聊过天，那些女运动员生完孩子几乎没有什么妊娠纹。这是因为她们从小就运动，皮肤弹性很好。说到这里，我要跟大家分享我自己的经验。我生孩子的时候，肚皮特别紧、痒，撑得特别不舒服。我也怕自己长妊娠纹，但是生完孩子之后发现，我浑身上下一点儿纹路都没有。这是为什么呢？是因为我比较爱运动。我从上小学到参加工作，一直没有停止运动。乒乓球、羽毛球、跳绳、长跑、短跑，各种比赛几乎没有我不参加的。我是比较好动的人，所以皮肤弹性也是比较好的。

持身材啊？年轻的女性总是希望自己能够永葆青春，而生命的时间流逝是我们无法阻止的，但是你可以延缓衰老。通过什么？就是通过运动。所以我一直都把运动放在比较重要的位置上。保养品不是不让你抹，而是把它当成辅助，不要对它产生太大的期望值，关键还是要靠自己。

十三、牙龈出血

主要症状：牙龈肿胀、出血。

主要原因：孕期体内激素的变化，导致牙龈里的毛细血管发生了一定的变化，血管比较脆弱，容易出血，通透性增高了。

预防措施：

☆ 刷牙的时候注意牙刷刷毛不要太硬，可以用儿童软毛牙刷，学习正确的刷牙方法，不要过度刺激牙龈。

☆ 多吃富含维生素 C 的水果和蔬菜，增加维生素 C 的摄入。富含维生素 C 的水果有猕猴桃、草莓等。饮食要均衡。

☆ 补充复合维生素。

十四、妊娠痒疹&胆汁淤积症

一个准妈妈跟我说，她每天晚上肚子奇痒，就得抓一抓、挠一挠，根本控制不住。这在临床上被称为"妊娠期肝内胆汁淤积症"。

好发时期：孕28周左右。

主要症状：皮肤瘙痒，以腹部为主，少数遍及全身。严重的皮肤会检查出黄疸。

主要原因：增大的子宫和胎儿压迫胆管，引起胆汁循环受阻、胆盐排泄障碍，胆盐刺激神经末梢，产生瘙痒。分娩后两三天消失。

应对措施：

准妈妈如果没有特别明显的黄疸，有的医生不会给你查。有的医生可能会给你开一种药，叫做炉甘石洗剂，白色的，涂抹上去凉凉的。暂时性地止痒是可以的，但是长久性的效果不是特别好。因为孕妇在孕期是不可以用某些药物的，为了安全起见医生一般就给你开点儿这个药。当你生完孩子以后的，这些症状是可以慢慢消失的，所以也不用担心。

☆ 饮食要清淡，不要吃不容易消化的食物。还有就是不要吃刺激性的食物，比如辣的食物，会使瘙痒加重。

☆ 身上如果有疹子，最好穿纯棉的衣服，不要让衣服摩擦皮肤。

☆ 注意皮肤的清洁。尽量不要用刺激性比较强的浴液，不太脏的话用清水冲冲就行了。

☆ 症状严重的话，医生可能会开炉甘石洗剂、氧化锌软膏。所有用药都要遵医嘱，医生给你开的药一般都是比较安全的。

☆ 准妈妈要分散注意力，这属于精神上的治疗方法。你不要总去想它，越想越觉得痒。

十五、耻骨联合疼痛

孕末期的准妈妈还会出现的一个现象，就是耻骨联合处感觉疼痛。

主要症状：耻骨疼痛，行走困难。

主要原因：孕期激素水平变化（松弛激素）导致连接骨盆的韧带、肌肉松弛。

耻骨联合分离轻的话，你可能就感觉到有一些不适；如果耻骨联合分离空隙大了，有一些人就会感觉到疼得不行，甚至走路都困难。这种情况医生也没有什么办法，只能等你生完孩子以后才能逐渐地恢复。

几年前，我在医院看到一个孕妇，到医院产检是用轮椅推着来的。她上床、下床都特别困难，她分娩的时候姿势可能也摆不好。有极个别特别严重的，到了孕末期分娩方式只能是剖宫产。这是极个别的现象。

如果只是有轻微的不适，准妈妈不用太紧张，这是一种正常的生理现象。等宝宝出生以后应该就没有什么问题了。轻微的耻骨联合分离也不会影响分娩，分娩时只要姿势能摆好，就不会有什么问题。

孕期的疑问

大家关于孕期的疑问很多，在这里我们找一些比较具有普遍性的问题，给大家解答一下。

一、脐带

脐带绕颈是大家非常关心的一个问题。有一个妈妈来找我："席老师，我的宝宝脐带绕颈1周，怎么办呀？会不会有什么问题？"我问她："你现在怀孕多少周了？"她说31周。我说："那你不用担心，自己认真记胎动就行了。不是30周开始记胎动吗，胎动有异常的时候到医院去就行。"

脐带绕颈这个问题是最普遍的，大家听到的也最多。在平时产检的时候，都有可能有这种情况。也许几分钟以后，宝宝游来游去，脐带就挪过来了。所以，整个孕中期出现这种情况大家不用担心。

二、胎盘

有一个妈妈问我："席老师，我的胎盘是二级，会不会有问题？"胎盘的确分一级、二级、三级。三级胎盘是成熟胎盘，

二级胎盘也没有问题。她又问："我的胎盘会不会老化，会不会钙化啊？"在这里我再强调一下，B超检查单是给产科临床医生看的，做辅助诊断。如果你过多地去在意这些检查数值，但又不懂这些数值，就会造成莫名其妙的慌张。你的慌张情绪也会影响孩子。如果有问题，医生一定会帮你把关，所以准妈妈一定要尽可能地放心。

胎盘上的血管是非常丰富的，因为它要源源不断地给宝宝输送营养和养料。胎盘的功能主要是物质交换，准妈妈把营养先通过胎盘、再通过脐带输送给宝宝；宝宝有一些物质需要排泄，也要通过胎盘。所以它是准妈妈和宝宝物质交换的一个重要的附属物。

三、敏感宫缩

还有一个问题出现在孕末期，叫敏感宫缩。比如准妈妈坐着的时候想换个方向，突然起身的时候，肚子一下就感觉到硬硬的，不舒服，一会儿这感觉又消失了。它是从四周向中间的集中，是瞬间的，并且

发生频率不是很高。这叫"敏感宫缩"，或者"过敏宫缩"，一般不用担心。但是如果宫缩特别明显，每天七八次，一起一伏、一硬一软、频率特别高的宫缩，我建议还是要休息，并到医院去检查，避免早产。

我们要把子宫敏感和子宫收缩相区别。真正的宫缩是有疼痛感的，而敏感宫缩发生频率低，并且没有疼痛感，是孕末期很常见的一种现象。

四、血型

关于血型的问题，大家获得知识的渠道太多了。有人会问："席老师，我是O型血，我老公是B型血，听网上说，容易发生ABO溶血。"我问她："你是第一胎还是第二胎？"她说是第一胎。我说那你不用担心，发生ABO溶血的概率很低。我自己是O型血，我爱人也是B型血，我当时生孩子的时候还没有这个概念，因为很年轻，也没有学到这么多的知识。孩子生出来以后什么事都没有，并且我的奶下得快，马上就让孩子吃上奶，胎便排得也比较好，没有任何问题。当时还有一个妈妈，她也是O型血，结果她的孩子有轻微的黄疸，也没有治疗，后来很快就好了。这种情况第一胎发生概率不是很高。

如果是第二胎，有可能会发生问题。我一般建议准妈妈到一个大型的有资质的医院去做一个染色体检查，看看有没有其他的异常，会不会发生ABO溶血。怀第一胎的O型血妈妈，是没有必要过分担心的。

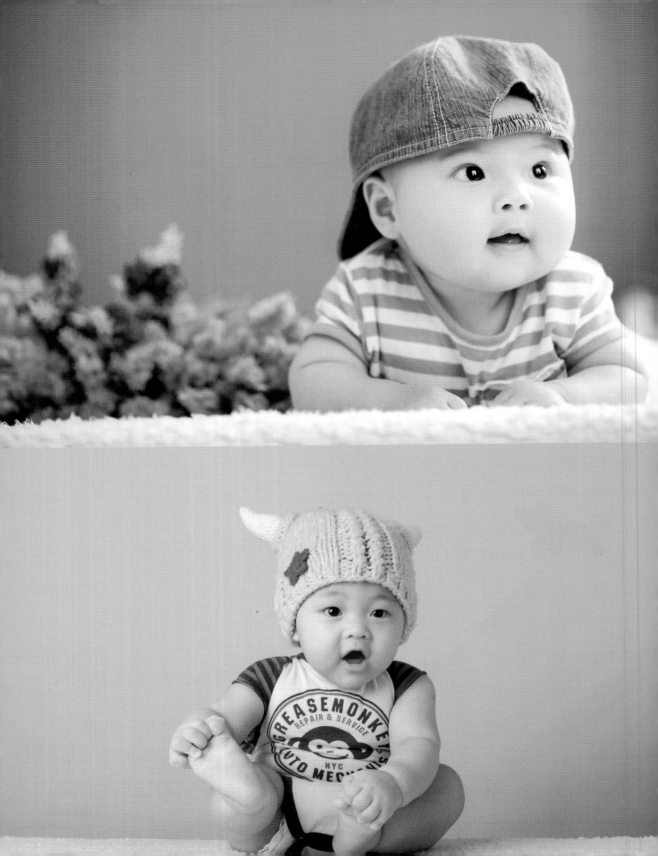

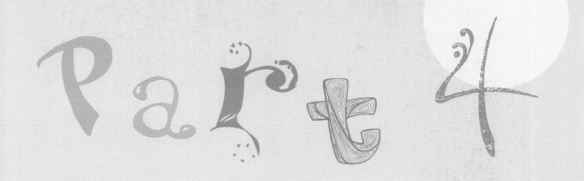

Part 4

第4课

分娩方式
的思考

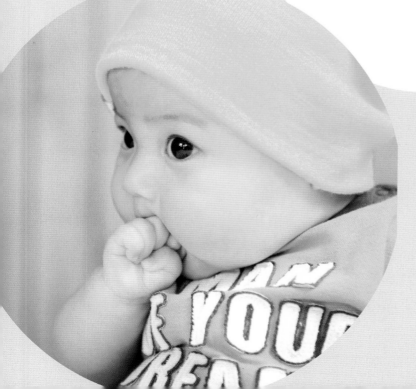

享受快乐分娩

促进自然分娩
保障母婴安康

分娩的过程不是痛苦的煎熬，而是幸福的享受，是一辈子终生难忘的人生体验。我亲手接生过许许多多的宝宝，当宝宝发出第一声嘹亮的啼哭，是我们助产士最幸福、最开心的时刻。

现在，接生越来越少了，剖宫手术越来越多。中国的剖宫产率很高，平均50%，有的地方甚至到了60%~70%。为什么我们会有这么高的剖宫产率？可能跟大家的认识，包括社会的一些大环境有密切的关系。为了降低剖宫产率，卫生部设立了"促进自然分娩，保证母婴安康"项目，北京市卫生局也启动了相同的项目，而我就是其中的参与者。从2011年开始，我们在全北京市倡导自然分娩。分娩方式的选择是值得我们深思的大问题。

一、人为选择剖宫产的原因

为什么我们国家剖宫产率在逐年上升，自然生产率在逐年下降呢？我平时被准妈妈们问到最大的问题就是自己生还是剖宫产。从她们的反馈中，我试图找到问题的答案。

■■ 误区一：对自己没有信心

准妈妈们常见的想法有：
"我妈就是剖宫产，我是不是也得剖？"
"我这么瘦小，能自然分娩吗？"
……

每当有人说到自己瘦小，我就会说："你看看我瘦小不瘦小？"我怀孕前只有84斤，产前也只有108斤，但是我生孩子却很顺利：夜里11点多破水，凌晨2点多有宫缩，早晨7点15分孩子出生。没有侧切，也没有伤口。所以我觉得大家不用担心，信心的建立很重要。

■■ 误区二：盲目相信麻醉师和手术刀

有的准妈妈觉得医学这么先进，干吗不让自己少受点儿痛苦，直接进手术室，一刀就让孩子出来了。医疗技术确实是很先进，但是我们不能为此盲目地为自己选择分娩方式。还有一些妈妈跟我说，听说剖宫产是可以用拉锁的，也可以用黏胶，不会留下明显的疤痕。她们并不真正了解剖宫产，把剖宫产想得太容易了。

候医院真是人满为患，大家都希望自己的孩子是"龙子龙女"，抢在年三十晚上想把孩子剖出来。自然分娩的时间是不能选择的，如果要让孩子赶上时间，只有选择剖宫产。

以上种种选择做剖宫产的人，很大一部分是由于知识的匮乏。准父母们应该知道，孩子没到日子就剖出来，大人和孩子都是要承担风险的。医生选择给准妈妈做剖宫产手术，一定是有医学指征的。

■■ 误区三：选择宝宝出生的时间

一到大年三十我们就特别忙，因为这一天过了，孩子的属相就变了。龙年的时

Mom's clip

有一次我搭车的时候，司机接了一个电话，他说正好旁边有一个专家，让她来回答一下这个问题。我接过电话，电话里的人说他家孩子是9月5日的预产期，想让孩子提前出来，问我二十几号的时候能不能帮他找个人做手术。我一听就知道他为什么要提前做手术，9月1日是开学日，之后出生的孩子得晚一年上学。为了让孩子早一年上学，他就开始走后门找人做手术。

2008年8月8日晚上8点，是北京奥运会开幕的时间，当时也有很多人想在这个时间段把孩子剖出来。

一个熟人想请我帮她找大夫做手术，因为她是18日出生的，希望孩子也能18日出生，母子一起过生日。我劝了她半天，告诉她不能这样去做。

在五花八门的"赶日子"中，最无知的一种是算命。找"大仙"给孩子算命，什么时候出生是黄道吉日，能不能升官，能不能发财。有的家属找我们，提出了很具体的手术时间。我一听就知道肯定是找人算了，这种家属一般还很坚定，拦都拦不住。

我女儿有一次跟我说，她参加聚会时听到有一个人说："听说剖宫产很安全，我一个朋友生孩子的时候想托人做手术，医生说他们医院每10个孕妇只有2个剖宫产的名额。"这人一听原来剖宫产的名额那么紧俏，于是他也开始托人，要把这个名额要下来。我就跟我女儿说："你给他打个电话说别去找人了。"结果已经晚了，孩子已经剖出来了。

在这里我想强调一下，没有医学指征的手术一定是弊大于利。

二、中国剖宫产现状

我国的剖宫产率升高是从20世纪90年代开始的。我1981年工作的时候，产房里每天都是热火朝天的，忙极了。那时候正好赶上生育高峰，我的最高纪录是上班8小时接生了8个，一刻都不得闲。随着时间的推移，在产房生孩子的慢慢地减少，手术室却忙碌起来了。

2003年的时候，我负责产房、急诊室、手术室工作，也明显地发现产房生孩子的少了，手术室特别忙碌。除了之前说的家长们对剖宫产的认识有误，还有一个原因是巨大儿多了。现在8斤以上的新生儿真是不少见，这也给自然分娩带来了困难。

现在，我国的剖宫产率在逐年的控制下已经降下来了一些。世界卫生组织倡导剖宫产率应在15%以下，我们50%的剖宫产率跟世卫组织的要求还是差得很远。所以我们要共同努力，把我国的剖宫产率降下来。

在分娩的过程中，专家认定的真性难产需要做剖宫产手术的只占10%~50%,90%以上的妈妈其实都是有条件顺利分娩的，这个数字给了大家很大信心。

其实剖宫产本身并没有错，也不要盲目责怪它。当母婴发生危险的时候，挽救生命是最重要的。在这一点上剖宫产立下了汗马功劳，挽救了无数妈妈和宝宝的生命。错的是滥用剖宫产。因此，大家不要人为地选择剖宫产。

来信1：

席老师，我太太第一胎是剖宫产，现在我们想要第二胎，能不能尝试顺产呢？

席老师回答：近年来这样的问题并不少见。有一些人在生第一胎的时候，因为知识的缺乏，在没有医学指征的情况下选择了剖宫产。第一胎做了剖宫产，原则上建议2年后再怀第二胎，并继续选择剖宫产。

首先要选择一家比较权威的妇幼保健医院或者是三级甲等医院，因为这些医院的专家经验比较丰富。

在整个孕期当中，第一要看高危门诊，第二整个孕期要定期产检，随时监测有没有异常情况，比如血压、血糖以及有没有并发症。还要看胎儿在妈妈肚子里的生长发育状况。如果各项指标都正常，孩子又不是很大，就有自然分娩的条件，不是绝对不能顺产。

有的医生会权衡考虑，为了保险起见，可能还是建议剖宫产，毕竟剖宫产再孕是我们做剖宫产手术的指征。但也不是不可以争取顺产的，医生会根据产前检查情况灵活掌握。在试产的过程中，医生一定会严密观察，有异常情况可以及时处理。

准妈妈可能会问，为什么要有时间和方式的限制呢？因为第一次剖宫产后，子宫会有瘢痕。再孕时，这个瘢痕必然会随着子宫的日渐增大而受到拉伸。如果恢复时间不够长，瘢痕愈合得不够好，肌纤维的过度拉长会导致出现子宫破裂的情况，引发危险的大出血。

这就是大多数剖宫产再孕的人还要做手术的原因。

来信2：

席老师：

你好！

我刚剖宫产生下一子，情绪很不稳定，即使很困也睡不着。终日想如果能坚持就一定能顺产，现在特别后悔自己的无能，尤其是知道和我预产期差不多的一个同学顺产之后心情更糟。

医生说我条件很好，但我还是没能坚持，选择了剖宫产。我现在这个状况已经持续好几天了，奶水也少了，我是不是得去看看医生啊？

一个苦恼的妈妈

席老师回答：这个妈妈奶水少就是因为睡不好觉，精神状态也不好。我劝了这个妈妈很久，过去的事情已经过去了，现在要做的是让孩子更好地吃母乳，更好地抚养他。

来信3：

席老师，你好：

我家熊熊已经9个半月了。我怀孕的时候一直听您的课，坚定了顺产的信心。当时我宝宝是枕后位，7斤7两。接生的医生后来跟我说，很多人这种情况一般都剖了，但是看我生的时候拼命的样子，她也拼了，最后一切还算顺利。

现在我还坚持母乳喂养。虽然一边上班一边泵奶很辛苦，很多人也劝我断奶，但我始终记着您说的话，要有信心，能做到的我尽量做到。

感谢您给我们普及的专业知识，更要感谢您给我们带来的精神上的支持。

熊熊妈

席老师回答：从这封信我们可以看到，生孩子需要巨大的精神力量。心理强大了，在分娩的时候有信心、有信念，就一定能坚持下去。

我一直鼓励准妈妈顺其自然分娩自己的宝宝。

来信4：

因为提前近3周生产，没有听到席老师的课，但根据呼吸法小册子里教授的方法，我顺利生产。我本来是骨盆相对狭窄——不到7，孕末期，胎头下降，再次测量骨盆变成了7.5，为自己和宝宝争取到了顺产。谢谢席老师！

娜娜

席老师回答：在后面的章节我会教大家呼吸法。这个妈妈我印象比较深刻，她问了我很多次骨盆狭窄怎么办。她的个子的确不是很高。我就告诉她，孕期要把体重控制好，还是有自己生的机会。她一直坚持上课，掌握了知识，注意运动和营养的均衡。最后这个妈妈靠自己的努力把体重控制得很好，宝宝不大，为自己赢得了顺产的机会。

分娩方式的选择

关于分娩方式的选择，很多准妈妈都会有这样的疑问，到底是选择剖宫产还是自然产？

如果想选择自然产，有几个条件要满足。

第一，满足生理条件，即没有并发症。

第二，骨盆是正常的。

第三，胎儿的大小是正常的。

第四，有心理的支持。

现在很多人选择剖宫产是心理上对分娩感到恐惧、担心、害怕，最后把自己拒之产房门外。准妈妈能够自然分娩，其实还需要全社会的支持，包括准爸爸的支持、家里长辈的支持、医生和护士的支持。为什么这里要把家里长辈列出来呢？因为现在年轻的准妈妈大多是独生女，平时娇生惯养，老人一看女儿为了分娩这么担心、这么害怕，就会顺着她做剖宫产手术。所以说自然分娩需要全社会的支持。

生孩子是女人的大事，也是家庭的大事。为什么告诉大家要自然分娩？因为自然分娩是有备而来，到时候妈妈的身体会

做好准备，宝宝也会做好准备。举个例子，孩子要上幼儿园了，是不是要让孩子认识幼儿园在哪儿、教室在哪儿，别走错门，也熟悉一下环境，不然他突然离开了妈妈会很紧张。中考、高考前还要熟悉考场，这些都是做准备。

宝宝为出生都会做哪些准备呢？

首先，宝宝的头已经下降到妈妈的骨盆底部，并且他要大头朝下。大家都知道，良好的胎位应该是头位。到了孕末期，宝宝在妈妈的子宫里就会慢慢向下走，最后进入到骨盆。如果径线对了，就会出现一些临产的征兆。孩子在妈妈的骨盆里会做出一系列的动作，比如内旋转、外旋转，最后出来的时候会出现一个仰身。只有旋转到正常的位置，孩子最后才能够顺利地出来。这在临床上我们称之"分娩机转"。

这是一个很复杂但很必要的过程，体现了妈妈和宝宝的完美配合。妈妈和宝宝有能力完成这样一个过程，这体现了人类内在的智慧。所以我们要相信自己，相信

宝宝是有这种能力的。

相反的，准妈妈和宝宝的身体对于剖宫产都没有任何准备。如果准妈妈或宝宝的身体突然出现了一些状况，这个时候才需要做手术。比如胎心突然不好了，羊水突然不好了，或者是准妈妈有出血的状况，那就需要马上手术。

剖宫产的手术特别快。如果不算上打麻醉的时间，从一下刀到孩子出来只需要几分钟。我们医院最快的一个大夫17分钟做完剖宫产手术。自然分娩要多长时间呢？很多人要经历8个小时甚至十几个小时。身体状况好的人4～6小时基本上就能生完了，但跟剖宫产相比，时间还是很长的。

助产士对自然分娩付出的劳动比剖宫产要多很多，因为整个产程都要监测，听胎心，查宫缩，看宫口，做监护。尽管助产士的工作要辛苦很多，我们也希望妈妈们选择助产士，选择自然分娩，不要受过多的外界干预，让宝宝自己完成这个生命的过程，这样宝宝是有备而来的。

手术用的时间较短，却需要7个人协作，主刀、副刀、麻醉师、巡查的护士、接孩子的护士、儿科医生，还有一个清洁护士。比起自然分娩，剖宫产要花费更多的人力、物力，所以它的费用也会比自然分娩要高。

有些人有一种误区，觉得有钱人都去做手术了，因为负担得起。没钱的人才去自己生呢，因为便宜。这是绝对错误的概念。在这里和大家说，听的人都觉得很可笑，可是很多人真到了自己面临选择的那一天，还真有可能陷入这种误区出不来。

关于分娩方式的选择，你越早了解到自然分娩的知识，对准妈妈的好处越多。这是一条绿色的通道。什么时候需要做手术不是由你决定，而是由医生决定。医生在产检的过程中，发现准妈妈有异常了，比如，孩子过大，将近9斤，他会建议剖宫产。这个时候准妈妈想自己生，医生都会劝你。如果孩子是臀位，医生也会告诉你自然分娩对妈妈和宝宝的风险。

因此，分娩方式的选择，是由妈妈和宝宝的状况来决定的，而不是说你想生就生、想剖就剖的。

分娩的过程：自然产 v.s. 剖宫产

了解了分娩的选择后，我们来认识一下分娩的过程。

我刚去医院工作的时候，觉得很奇怪：别的医院都叫儿科病房、内科病房、外科病房，为什么我们医院叫第一休养室、第二休养室？我的老师做环境介绍的时候就告诉我，我们这儿不是医院，而是一个接生的特殊机构，是为了保证妈妈和宝宝的安全，是一个休养的处所。如果有机会欢迎大家都到我们医院来看看，这种庭院式的妇幼保健医院，全国只有我们一家。妈妈去医院分娩，就当作一次疗养，别太紧张。

对于妈妈和宝宝来说，最好的分娩方式就是自然分娩。

下面我给大家做一个自然产与剖宫产的比较，PK 一下，看看自然产对妈妈和宝宝的好处有哪些。

自然产对妈妈和宝宝的好处

对妈妈的好处	对宝宝的好处
生产过程创伤小	出生过程自然
产后恢复期短	自主呼吸早
产后泌乳快	智力发育好
伤口感染等产后并发症少	免疫力高
痛苦时间短	入学后表现好

一、自然分娩对妈妈的好处

首先我们来看看生产过程的创伤性。

不用我说，大家都清楚是自然产创伤大还是剖宫产创伤大。剖宫产要在肚子上割开一道口子，以及里边一层一层的肌肉，最后切开子宫，把宝宝取出来。自然产是一个自然的生理过程，不会有外界过多地干预。可能有一些紧急状况需要做小的处理，比如侧切，但是剖宫产的伤口和侧切的伤口是不能相提并论的。

有的妈妈会说，剖宫产要开一刀，自然产要剪一刀，与其这样，不如干脆做剖宫产，还减少很多痛苦。在这里告诉大家，这两种伤口是不能相提并论的。自然产时侧切的伤口在外阴部，而剖宫产是把你的肚子一层一层切开，相当于你腹腔的最中央部分与外界全部相通了，而且并不是每个产妇自然产都需要侧切的。

做手术都会伤元气，剖宫产也是一种手术。元气大伤以后，想再恢复就需要较长的时间。

第二，产后恢复期不同。

剖宫产的妈妈做完手术以后需要插尿管。如果想下地，要24小时以后才可以。而自然产的妈妈，体力好的分娩几小时后就能起身。剖宫产的妈妈都会打麻醉，6小时以后麻醉才能过去，这期间是不能动的。

就产后恢复来说，自然产的妈妈恢复得快，我又要讲自己的例子。我当时是早上7点15分生的，产后观察1小时，到了8点15分把我送回病房，让我躺一会儿。我根本躺不住，9点我自己坐起来活动活动，溜达两圈就去卫生间了。去干什么？去排尿。我自己是医护人员，我知道膀胱里尿不能储存太多，否则的话还得插尿管。痛痛快快地把尿排出来，后边的事情都没有了。当时是1985年，还不是母婴同室。晚上10点多的时候我开始胀奶，于是又跑到婴儿室去喂奶。第二天就抱着孩子回家

了。如果是剖宫产，这些根本做不到。所以自然产的恢复是很快的。

第三，产后泌乳不同。

有的妈妈说，听说剖宫产的奶少，自然产的奶多。这并非是绝对的。自然产为什么奶一般不会少？因为自然产的妈妈在生产后1小时之内宝宝就抱过来了，进行早接触、早吸吮、早开奶，宝宝吸得越早，奶下得越快。剖宫产的妈妈回到病房处于麻醉状态是不能动的，甚至有的妈妈带着输液管回到病房，液体里有药，还不能喂奶。这就导致哺乳的延迟，所以奶就下得慢、下得晚。还有的家属看到妈妈身上插着输液管、导尿管，腿脚又不能动，就说把孩子放在一边吧，先别抱过来了，让妈妈休息一会儿。结果把孩子一放，可能就放了2天。妈妈的奶急剧增多，会导致产后泌乳热。所以并不是说剖宫产奶就少，自然产奶就多，而是跟早接触、早吸吮有关系。

第四，产后伤口感染不同。

如果要做剖宫产，医生会让你签一个手术同意书，上面罗列了手术中容易发生的问题。这就是告知你手术需要承担的风险，并让你签字确认。除此之外，还要签麻醉同意书，因为麻醉也容易产生意外。尽管这些并发症、意外的发生概率是极低的，医生也要给你交代，让你有心理准备。

自然产不需要这些签字。当然侧切是

需要签字的，并且是提前签。因为在侧切的一瞬间，可能是紧急状况。提前签好字，如果有突发情况就侧切，没有状况就正常保护好外阴。这是灵活掌握的。

第五，痛苦程度不同。

这个是妈妈最关心的。很多人觉得剖宫产多舒服啊，半个小时就从手术室里出来了。而产房自然产的妈妈撕心裂肺、哭天喊地的，让人听了就觉得生孩子太痛苦了。关于痛苦程度，我们从长期和短期的痛苦来告诉大家。自然产是短期的痛苦，也就这几个小时，熬过去就过去了，而剖宫产是长期的痛苦。从手术室出来6小时之内，因为麻醉的作用，你任何感觉都没有。麻醉后在胸以下都没有知觉的，医生用一根棉棍动动你的肚子，没有感觉了，才可以做手术。手术后可能刚开始妈妈还可以面带微笑，可是6小时之后，你的痛苦就来了。虽然现在有一种术后镇痛药，定时地往身体里打药，是可以止痛的，但是一般镇痛泵24小时后就拔掉了，之后的痛苦还需要你自己扛过去。

我一般用8个字来形容这两种感受，一个是"一生一世"，一个是"一时一刻"。在产房生孩子给你带来的是一时一刻的疼痛，等它过去，会给你带来一生一世幸福

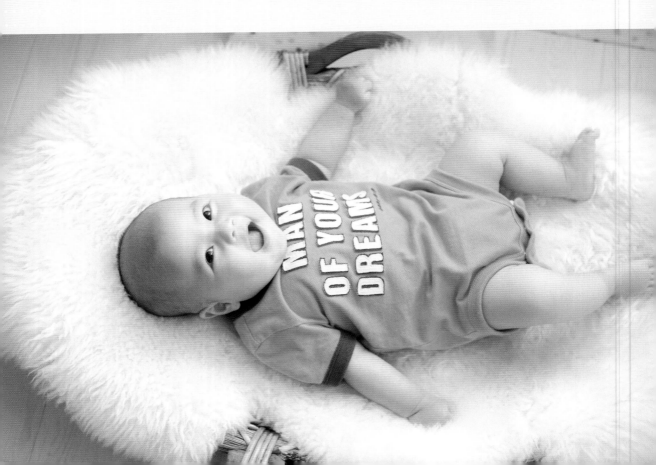

美好的回忆；而剖宫产虽然在一时一刻不疼，给你带来的隐患是无法估计的（这是指人为选择剖宫产会带来的问题）。

二、自然分娩对宝宝的好处

下边从宝宝的角度跟大家探讨一下自然分娩的好处。

首先是出生过程。

自然分娩的宝宝，出生过程是自然的，他自己有备而来，从一个正常的出口来到这个世界。而剖宫产，有句玩笑话叫"旁门左道"。在出现紧急状况的时候，我们就要像打开一扇窗户一样把孩子接出来，这是挽救生命。自然产的时候，宝宝一点点地下降，由于子宫收缩，下降的时候会对他有一定的挤压，胎儿会暂时处于一个缺氧的状态，但是他可以发动自己体内的一些机制来应对这个状况，这就对宝宝进行了一个锻炼。子宫的挤压，也促进胎儿的头向下走。胎儿口鼻和肺部的黏液，也会随之被挤压出来一些，减少了呼吸道的一些并发症。对于新生儿的呼吸道疾病，比如窒息、吸入性肺炎都有减轻的作用。

其次是生理发育。

如果你走到病房去看，病房里躺着6个产妇，哪个是自然产，哪个是剖宫产，一般你看不出来。但是却可以从宝宝的头部特征看出宝宝是自然产还是剖宫产。自然产的宝宝头是尖的，因为他经过产道的挤压，头要有塑性，要适应产道；而剖宫产的宝宝，头部没有受到挤压，直接从妈妈的肚子开口就出来了，头就是圆圆的。也有极个别的宝宝，在出生的时候有一些问题，自然产到一半改剖宫产了，即便如此对他的头也有一定的塑形。

再大一点儿的孩子，就可以通过一些行为上的细节来观察哪个是剖宫产、哪个是自然产。有一个爸爸跟我咨询，说自己家孩子6个多月了，从出生开始就老是哭闹，怎么哄也不好。我告诉他孩子脾气暴躁、易怒、爱哭，首先要分析妈妈孕期的原因，是不是情绪不好，会不会焦虑、容易发脾气？当妈妈激素水平变化、情绪波动的时候，是不是自己能够控制住？如果没有控制住，你的情绪会或多或少地影响宝宝，这是原因之一；其次就是分娩方式，剖宫产的宝宝容易出现这些问题。当然还有其他的影响因素，比如是否母乳喂养，以及抚养孩子的人是不是溺爱孩子。

再次是感觉统合问题。

孩子大了，上幼儿园了。有的妈妈找我咨询，自己的孩子在幼儿园特别喜欢打人，动不动就打小朋友，老师经常找家长；还有的孩子在幼儿园坐不住，多动，注意力不集中，不认真听讲。这方方面面都表现出自然产儿和剖宫产儿的区别。

最后，剖宫产可增加婴儿患病的风险。

剖宫产增加婴儿患病的概率

疾病名称			增加概率
急性疾病	感染性疾病	腹泻	46%
		哮喘	20%
	过敏性疾病	过敏性鼻炎	23%
慢性疾病		肠绞痛	15%
	肥胖症		58%
	I 型糖尿病		23%

　　自然产可增强孩子的免疫力，减少生病的机会，促进孩子的大脑发育，减少肺部的并发症，促进孩子呼吸尽早地建立，降低感觉统合失调的发生率。孩子的健康是妈妈最关心的，为了孩子以后少生病，妈妈还是该顺其自然地分娩。

　　我想告诉大家，自然分娩是人类繁衍生命最基本的一个功能，也是女人生命的本能。在整个分娩过程中，妈妈和宝宝能够完美配合。他们最协调的默契，体现了妈妈和孩子内在的智慧。作为一个准妈妈，大家要相信自己，与生俱来就有分娩宝宝的能力，不要轻易放弃自然赋予你的能力。

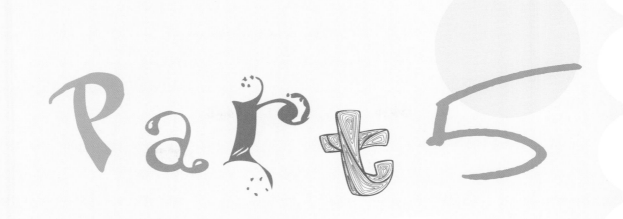

Part 5

第5课

分娩前的准备

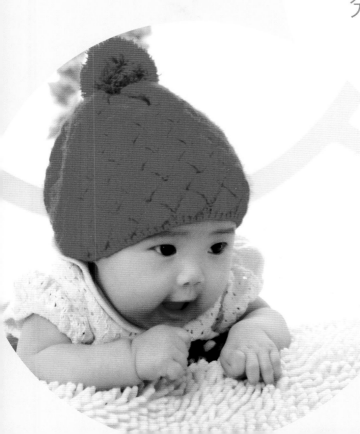

了解过了自然分娩的好处，现在我们来了解一下分娩前的准备。就像战士要上战场一样，你得先不断地练兵。

一、心理准备

为什么心理准备要排在第一位？因为很多人身体各方面都没有问题，就是因为过度的担心、恐惧、害怕，从而拒绝自然分娩。因此，准妈妈要树立信心，信念是第一要素。

家人的支持和鼓励很重要，家人的支持主要是指丈夫的关心。我在这里也呼吁准爸爸要跟准妈妈一起学习分娩的相关知识，鼓励准妈妈们顺其自然地分娩。家人还包括家里的长辈。我曾经在课堂上遇到一个长辈，她说："我就这么一个闺女，她想自己生就自己生，想剖就剖，我都支持她。"她的女儿也找到我，问我到底该怎么办，是自己生还是剖宫产。我建议她多听听课，了解一些知识。如果身体状况允许，有生的条件，我建议她还是给自己一个自然分娩的机会。最后她也确实是自己生的宝宝。

大多数准妈妈都是生头胎。没有经验，不知道产房是什么样子，进到产房一定会慌张。只有事先了解了分娩，了解了相关知识，有了心理准备，临场才能稳住阵脚。

学习呼吸减痛的技巧也很必要。准妈妈们生产的时候最担心的是疼痛，我们在后面会专门教大家减轻疼痛的办法，一定对你有帮助。

放松精神，轻松面对。储备了知识，掌握了技巧，你进产房时心情就可以放松，跟医生好好配合，一定能够顺利度过产程。

二、物质准备

我在给准妈妈上课的时候接触到来自五湖四海的学生，有北京的，也有外地的，甚至还有海外的朋友。对于在不同医院分娩的准妈妈，准备的东西也是不一样的。你可以问问准备分娩的医院，都需要准备些什么。

▪▪▪ 待产包

在我们医院分娩的准妈妈，医院都提供一个待产包，准妈妈可以购买，这样自己就不用准备了。有的医院有这样的待产包，有的医院没有，准妈妈了解清楚以后可以参照这个待产包的内容，准备宝宝和妈妈需要的其他东西，避免造成不必要的浪费。

分娩前的准备包括以下3个方面。
第一，心理准备。
第二，物质准备。
第三，身体准备。

■■ 档案、证件

北京的准妈妈有一个必须要带的东西——母子健康档案。这个手册记录了准妈妈分娩的状况，比如出血、分娩方式、伤口、宝宝的状况、体重、评分，各种信息都有。新妈妈出院之后，要进行一系列的围产保健。这个手册是重要的参考。有的医院病历是交给孕妇自己保存的，到时也一定要带上。有的医院病历由院方管理，准妈妈要带上自己的挂号本和生育保险卡，出院结算的时候要出示一下。身份证主要是用来给宝宝办出生证的，爸爸、妈妈的详细信息必须都

要有，一个字都不能错。

三、身体准备

有的准妈妈和我说特别想自己生，可是孩子太大了，实在是生不了。所以身体准备最重要的一点就是要控制体重，不要让宝宝长得太大、太快。胎儿过大、过重的时候，想自己生都生不了，再美好的愿望也是空想。所以我们从孕期开始就要学习和分娩相关的运动，还要注意不要营养过剩，保持健康的生活方式。

养成良好的生活习惯，与控制体重是

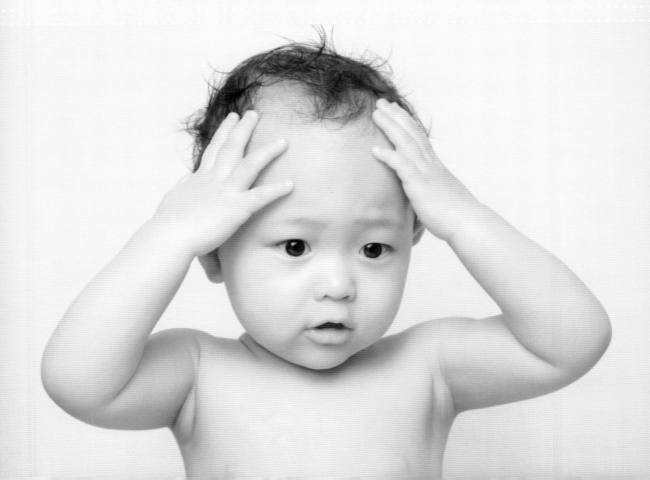

有很大关系的。现在有些上班族准妈妈工作压力确实很大，有的甚至还要把工作带回家里去。有的准妈妈晚上喜欢上网、看片，半夜一两点睡觉的也不少。这种不健康的生活习惯对宝宝也是有影响的。因为妈妈和宝宝是一体的，你的生物钟对孩子有深远的影响。小孩出生以后，也可能就跟着你熬夜。所以准妈妈要从现在开始养成早睡早起的习惯。

身体的准备具体分为以下几个方面：

■ ■ 保证睡眠，适当运动

有的准妈妈真的是特别紧张，预产期过了还没动静，每天夜里做梦都是生孩子。过去长辈们经常说这样一句话——瓜熟蒂落，孩子该生的时候就会生了，你能做的就是放松心情，尽量休息，不要让自己太疲劳、太焦虑，不要到了生产的时候因为缺乏休息反而体力不支。

有的准妈妈咨询孕末期应该做哪些运动帮助顺产，这其实是一个错误的认识。运动应该是自始至终的，不是快生了才去运动。运动是控制体重最好的方式，只有孕早期我们不主张大量运动，孕中、晚期都要保持一定的运动量。

有的准妈妈问，爬15层楼梯好还是18层楼梯好。我觉得不用在数字上这么纠结，而且最适合准妈妈的运动是散步，为什么非

要爬楼梯呢？运动不要太教条，符合自己的习惯，选择适合自己的运动方式就可以了。

■ ■ 合理安排好日常生活

产前的准备还包括要提前安排好工作。有的人工作真的是很忙，到了临产前还不能休息。这样忙碌的准妈妈一定提前把工作跟同事交接好，不要因为突然住院了，把工作给耽误了，又要从医院回到单位交代工作，这样容易出现一些不安全的因素。

■ ■ 临近预产期避免出差和旅行

在这里也要提醒准爸爸，当准妈妈预产期临近，准爸爸尽量避免外出工作。因为这段时间妻子随时都有可能生产。有一个妈妈跟我说，她生孩子的过程其实挺惊险的。离预产期还有2周的时候丈夫要出差2天，他们都觉得时间很短，没关系。结果没想到，丈夫刚走她就发动宫缩了。她赶紧给丈夫打电话，丈夫又急忙驱车往家赶。孕37~42周出生的宝宝都算是足月，所以建议丈夫们在妻子怀孕37周以后就尽量不要安排出差。如果准妈妈进了产房，外边却没有丈夫的陪伴，她会很紧张。这种人生大事，不要留下遗憾。

■ ■ 临产前严禁性生活

孕36周以后尽量不要有性生活，否则

容易导致早破水。一旦破水，宫腔和外界相通，就会导致感染。

■■ 每天洗浴，保持清洁

临产前，如果宫缩的时候没有并发症，我建议你去洗个澡。洗澡可以促进身体的血液循环，冲淋浴时身体处于直立位，还可以加速产程。

我在医院查房的时候，一个妈妈说自己肚子开始疼了。我问她肚子疼的规律是多长时间一次，她说八九分钟一次。我给她量了血压，摸了摸宫缩的频率，查看了宫口，都没有问题。我就把洗澡间给她打开了，让她去冲个澡。她很惊讶，问我："可以洗澡吗？"我说只要没有并发症，身体条件可以的话，洗个澡完全没问题，还能让你轻轻松松、神清气爽地迎接产程。

■■ 尽量有家属陪伴，保持联系畅通

孕末期，家里应尽量有亲人陪伴准妈妈。如果丈夫要出门去一些比较偏远的地方，记得告诉妻子如果手机打不通还可以通过什么方式找到自己。有的时候手机没电或信号不好，联系不上，这种状况很常见，不要因为这些意外耽误了重要的事情。

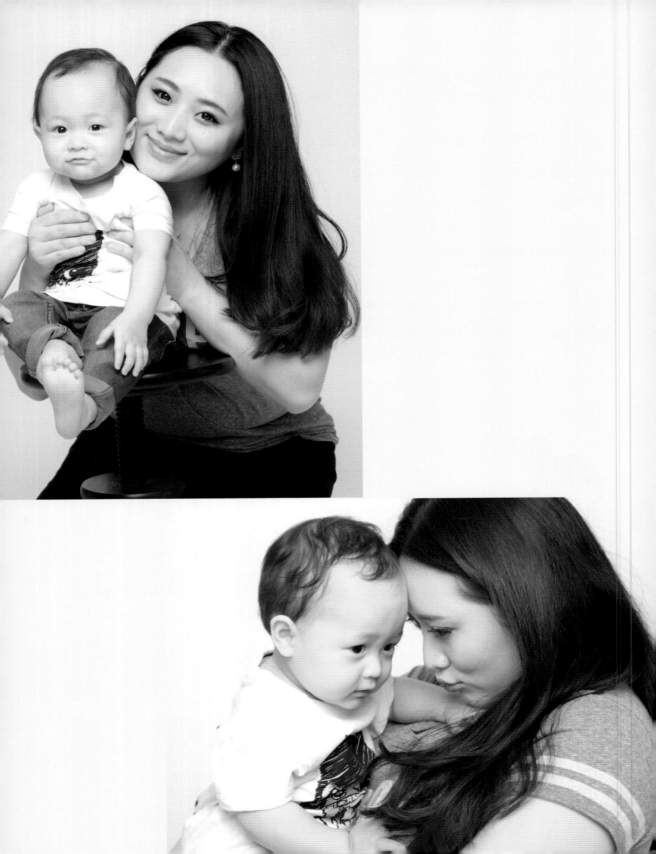

Part 6

第6课

分娩那些事儿

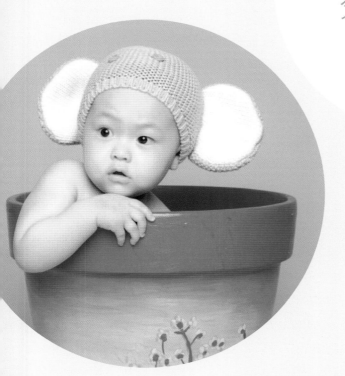

分娩的基础概念

在这一节里，我要给大家介绍几个有关分娩的基础概念。了解了这些知识，一旦临产，你就不会手忙脚乱。

一、临产先兆

临产先兆是指你在分娩前身体会出现一些征兆，这些征兆包括：

■■ 见红

孕末期，当你去卫生间排便的时候，用卫生纸一擦，发现纸上有一点点粉色，也有可能是咖啡色，量很少。遇到这种情况不要慌张，这是宝宝发给妈妈的一个信号，他就要和妈妈见面了。这个时候你可以在家开始收拾东西，把去医院需要的东西都打一个包，真正临产的时候可以拎起包就走。

■■ 不规律宫缩

不规律宫缩是指突然感觉到肚子有点酸，有点硬，有点疼痛的感觉。这种感觉是很轻微的，就像平时轻微的痛经一样。

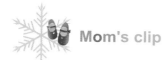

Mom's clip

从见红开始，2~3天内会发动宫缩，但是也有见红一个星期都不生孩子的。一次孕妇课上，我认识的一个准妈妈和我说："席老师，我的宝宝已经足月了，这几天见红了，这可能是我最后一次上您的课，之后就见不到您了，很怀念这个课堂。"我说："好，以后有什么问题再咨询，期待你的好消息。"结果一个星期以后这个妈妈又来了。我问她："你不是见红了吗，怎么还没生啊？"她说："没有，还在等呢！今天都41周了，又来产检了。如果没有什么问题，可能就要住院引产了。"因为她听过孕妇课，所以一点儿都不慌张。有些没了解过相关知识的人，一见红马上就跑到医院去了。医生一看就说："早着呢，回家去吧"。这么一来一回，就给自己造成了很多不必要的紧张。

这也是一个信号。没有规律是指什么呢？当不规律宫缩来临，你看看表，是几点。过了一会儿，又疼了，你再看看表，记下来时间。这样累计下来，看看每次宫缩之间有没有规律，时间是否是一致的。如果没有规律，感觉又是一晃而过，那就不用担心，继续耐心等待就可以了。如果计算下来发现是规律的宫缩了，那就可以准备去医院了。

■ ■ 破水

破水是需要详细跟大家解释一下的。所谓"破水"，就是指突然间有一股水从你的产道里流出来。这股水是你控制不住的。当你改变姿势，比如突然一起身，就觉得有一股一股的水流出来。

破水要跟孕末期的分泌物相区别。孕末期由于激素水平的变化，阴道分泌物有一些稀薄。如果判断不清，可以到医院让医生做一个检查。如果确实是破水，就可以住院；如果不是，就回家继续耐心等待。破水的羊水一般是清亮的，没有颜色，有一点淡淡的味道，但是没有特殊的异味。

关于破水有几点要跟大家强调一下。

当你发现破水的时候，要看看表，记住自己是几点破水的。因为到了医院医生也会问你是几点破水的，在病历上会有一个严格的记录。为什么要记住时间？因为

破水之后，宫腔和外界相通，可能会导致逆行的感染。破水时间长，如果还没有生产，就需要打抗生素，预防感染。如果过了一段时间还不生，不能一直这样等下去，就会用催产素点滴等方式进行干预。有自然分娩条件的准妈妈，可以进行自然分娩；没有条件的，就要进行剖宫产。这是由医生来决定的。

■ ■ 宫缩

真正生孩子的时候需要宫缩。宫缩是分娩的一个动力，也是疼痛最主要的原因。什么叫临产？10分钟内有2次规律的宫缩，每5分钟1次，特别有规律。这个时候就可以跟丈夫说："拿好东西，我们可以去医院待产了。"到医院一检查，宫口已经开了。这种有规律的宫缩是有效宫缩，可以促使胎儿头一点一点向下走。宫口开始扩张，胎儿的头开始逐渐下降。宫口开始开一指、两指、三指，就可以进产房了。

二、胎位

到了孕末期，准妈妈要注意关注孩子的胎位。有的病历上会有一览表，记录着日期、时间、血压、宫高、腹围、胎心、胎头、衔接、下降、胎位。在这里要重点关注胎位，是头位还是臀位。衔接处要看

是否入盆，有的写着定，有的写着浮，有的写着浅入。如果是臀位，意味着孩子的头在上边，屁股在下边。还有一种情况是，虽然头在下边，但头是浮着的，没有进入到骨盆。这两种状况如果破水了，你不要马上起身。如果是在医院待产，你可以按铃呼叫护士，不要自己下地去告诉她你破水了。如果在家破水了，也不要起身，在身下垫一个垫子，把臀部抬高，这样羊水会向后流，脐带会顺着羊水流回去，待在肚子里。如果臀部没有垫高，身体呈一个向下的姿势，那么脐带很可能会流出来。为了保证宝宝的安全，这个姿势一定要注意。脐带是妈妈和宝宝连接的纽带，是给孩子输送营养的重要通道。如果一旦脐带受压，发生脐带扭转等问题，胎儿的供氧就发生了问题，对孩子就造成了生命威胁。

这种情况如果发生了，可以叫急救车。车里有一个担架会把你抬下去。上担架的时候要注意，不要坐起来上担架。如果上身是直立位，地心引力还是会引着羊水让脐带流出来。下楼的时候要注意，因为担架不能进入民用电梯，所以担架走楼梯下楼的时候，产妇要注意保持头冲下、脚冲上的姿势，避免脐带脱垂。

当然大家也不要过度紧张。我从1981年工作到现在，只遇到过一例脐带脱垂的

情况。我当时是上白班，正准备交班。有一个人按铃，是一个臀位的妈妈，说自己破水了。我说你千万不能下地啊，臀位是要做手术的。我就走过去给她听胎心，把准妈妈身上盖的被子打开，我第一眼看到的是脐带。当时我也很着急，马上把医生、护士都叫过来，做术前准备，通知家属、医生和麻醉师。在紧急状态下，手术室的平车很快就过来了，丈夫在手术室前等着签字，最后母子平安。

脐带脱垂这种状况是无法预测的，一旦发生在自己身上就是百分之百的危险。准妈妈为了保险起见，如果是臀位或者头高浮的情况，破水的时候就要采取头低脚高的姿势。到医院的时候也不要下地，避免脐带脱垂的发生。

三、产房

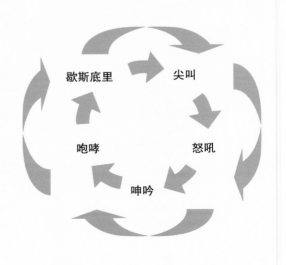

歇斯底里　尖叫

咆哮　怒吼

呻吟

一说到产房，可能大家的印象就不是很好了。有的妈妈问："我们在电视剧中看到的产房都比较恐怖，那么现实中的产房是什么样的呢？"在这里要告诉大家，影视剧里的产房真的是太夸张了。

我们先来看看大家在影视剧里看到的产房都是什么模式：尖叫、吼叫、咆哮、歇斯底里。很多很多不好的词，都在影视剧里跟产房联系到了一起。这些状况在产房里有是有，但不是经常有，只是偶尔。这些偶尔的情况是因为妈妈没有学到分娩知识，缺乏准备。

我遇到过一些演员，她们说当时听导演讲戏的时候也觉得很奇怪。生孩子全是这样痛苦吗？可是演员就要听导演的，导演怎么说就要怎么演。很多导演都是男同志，他们没有生过孩子，也没有经验。他们对演生孩子的要求，其实是一种艺术的夸张。

那么大家期待的产房又是什么样的呢？有的妈妈说，希望一进到产房就看到一张张笑脸，疼痛的时候希望有人安抚，想喝水的时候水马上能够递过来，想吃东西的时候能够马上入口……这是准妈妈对产房的一种期待。

现实中的产房跟这种理想中的产房已经很接近了。近几年我们不断地努力，让准妈妈们感觉更舒服。如果你去一些条件比较好的医院，比如，大的三甲医院、专业的妇幼保健医院，医生和护士都会尽量给准妈妈提供一些人性化的服务。现在你进到一个产房，会感觉很温馨。有一些温暖的祝福语，给妈妈鼓劲儿的话，还有一些可爱的宝宝的图片。过去都是一些妇产抢救的流程挂在墙上，让人一看就紧张。还有的地方能播放视频，能听音乐。助产士会笑着陪伴你，有的医院还允许丈夫陪产。所以我建议准妈妈可以提前了解一下你所要去的医院的条件，给自己宽宽心。现在的产房很多都是独立的、温馨的、设备齐全的。

大多数医院的产房和待产室是分开的。待产室就是待产的妈妈所处的地方，里面有几张床，而分娩室大多都是独立的房间，保证妈妈的隐私性。实在没有条件的，中间也会拉一个帘子，避免相互之间的影响。

产房里有一个产床，跟待产床不一样。里边还有器械柜、新生儿复苏抢救台、新生儿体重秤等。

影响分娩的因素

一、产力

产力是分娩的动力，同时也是准妈妈疼痛的最大原因。没有产力推动，宝宝就生不出来。

二、产道

到了孕末期，骨盆为分娩做准备会稍微有一些松动。极个别准妈妈的耻骨联合会有一点点疼痛。骨盆是骨产道，下方连着软产道也就是阴道。产道是决定胎儿是否能够顺利通过的一个器官。胎儿要想顺利经过准妈妈的产道，产道的各种径线大小要合适。

三、胎儿头部径线

影响胎儿能不能顺利娩出的一个重要因素，是他头部的径线。只要头部能顺利娩出，身体的其他部位很快就分娩出来了。宝宝要通过妈妈的骨盆，胎儿的大小是一个因素。如果不想让胎儿长得太大，通过饮食、运动都是可以控制的。还有一个影响因素是胎位。

四、胎位

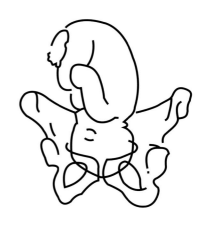

■■■ 头位

胎位指胎儿先露的指定部位与母体骨盆前、后、左、右的关系。

胎位分为几种。首先是头位。头位并不一定是孩子大头朝下正好进入妈妈的骨盆。女性的骨盆前后径短、横径长，是一个椭圆形。孩子进入骨盆是以枕骨下降，也就是后脑勺的部位。枕骨如果是直着下降，叫正枕前。如果胎儿的头部在骨盆的左前方，后边是尾骨、脊柱，就叫左枕前(LOA)，这是一个最好的胎位。右枕前(ROA)就是指胎儿的枕骨在骨盆的右前方，脸是朝后的。

骨盆的斜径线是最长的，只有通过最大径线，宝宝才能逐渐下降到骨盆。到了骨盆里边，孩子还要经历一个内旋转。他的下巴要学会去贴近自己的胸部，还要学会蜷缩，去适应骨盆。有的孩子转着转着，进入骨盆的方向就不对了。比如小孩的枕骨横在骨盆里了，枕骨向左，就是左枕横；枕骨向右，就是右枕横。

还有一个比较麻烦的是枕后位。枕骨在后方，脸朝前了。枕后位也分右枕后、左枕后和正枕后。正枕后就是脸朝前，枕骨正对着脊柱。这3种位置都是难产的位置。在子宫收缩的作用下，左枕后情况的胎儿可能转到正确的方向，转成左枕前，就可以顺利下降分娩。右枕后也是一样，如果转成了右枕前，也可以分娩。在子宫收缩的情况下，就看胎儿是否能转得过来。这种转正了的情况是有可能实现的。正枕后的宝宝，需要转的角度就很大了，比左枕后和右枕后的难度都大一些。

我们再来看看胎头的入盆情况。头定是指胎儿的头已经把骨盆出口所有的位置都占满了，这时候他的头就已经入盆了。头浮是指胎儿的头浮在耻骨的上方，用手一摸，头还有浮球感。头浮着的时候，骨盆出口就有缝隙，脐带就容易掉下去。

臀位

臀位是指宝宝的头冲上，脚在下边。脚在下边的位置也很多。孩子可能是站着的，可能是盘腿蹲着的，还可能是大劈叉——一条腿在上、一条腿在下。如果是这些姿势，孩子和妈妈骨盆出口的缝隙就更大了。一旦破水，脐带是很容易掉下去的。甚至有的孩子的小脚丫就掉下来了。

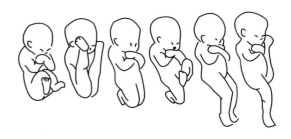

横位

横位是指孩子横在妈妈的骨盆里，这种情况胎头肯定下不去，但是胳膊有可能掉下去。

孩子胎位不正的情况比较少见，这里主要是告诉大家，什么是正常的胎位：左枕前、右枕前、正枕前。胎位的问题你决定不了。有的准妈妈说："我现在是32周，臀位。我担心这样生不了，能不能纠正一下？怎么能让他转过来？"胎位是由孩子决定的，32周还不到日子，他不需要开始为分娩做准备。到了36周以后，他才会开始转呀转，转成大头朝下。

为什么会是头朝下呢？有一个词叫"头重脚轻"，胎儿的头是最重的，受到地心引力的影响，重的部位一定是在最下边。这是一个自然规律，绝大多数孩子都是头先出来，身体再逐渐地娩出。这符合人类的分娩规律。因为胎头的径线最大，胎头出来以后，身体其他部位就很容易出来。如果孩子是臀位，脚在下边先出来了，容易卡在脖子那出不来，孩子很容易发生窒息等呼吸问题。

枕后位有一个特点是准妈妈可以感觉到的，就是在分娩的时候过早地有排便感。枕骨后边的颅骨是硬的，它在下降的时候正好压迫你的直肠，宫口还没有开全的时候就会有过早的排便感，准妈妈就想向下用力。这样的异常，助产士和医生都是可以及早发现的。

有一些准妈妈来咨询，如果宝宝是臀位，自己膝胸卧位能不能纠正胎位，就是妈妈跪在床上，两个肩膀和双臂贴在床上保持一个平衡。这是最早纠正胎位的一个姿势，但是现在临床都不主张纠正胎位了，顺其自然，也许到了某一个阶段，孩子自己就能够找到正确的姿势。

分娩的支持与帮助

关于分娩的支持与帮助，世界卫生组织是这样倡导的：提倡非药物镇痛。通过体位加速产程、呼吸减痛、丈夫陪产、助产士陪产、导乐师陪产等，都是我们在分娩期间给准妈妈提供的一些帮助。有的医院没有这些服务，准妈妈了解相关知识，也可以自己帮助自己顺利度过产程。

一、药物镇痛

有的医院有药物镇痛，就是我们经常听到的无痛分娩。但是"无痛分娩"这个名字起得并不十分准确，它只是把分娩痛降低到一定程度，并非一点儿都不痛，并且无痛分娩的用药是有一定要求的。所谓的"无痛"，其实是一种腰部麻醉，一般用于外科手术，跟我们做剖宫产手术一样，需要签麻醉同意书，是有风险的。打麻醉要选择时机，它取决于当时宫口开的状况。一般开到三四指，打麻醉是比较合适的。宫口开到4指，属于进入加速阶段，已经胜利在望了。如果你都开到6指，马上就要成功了，打麻醉还有什么意义呢？

打麻醉的时候，不管你如何疼痛都不能动，一旦动了，就有可能发生麻醉意外。

无痛分娩使用的麻醉剂量只有剖宫产用量的1/10，剂量不能太大，否则对孩子有风险。因此无痛分娩不是一点儿疼痛感都没有，只是把你的疼痛感在原有的基础上降低了。

打完麻醉不能让准妈妈的运动受限，就是说即使打过了麻醉，到宫口快开全的时候，也要拔掉麻醉泵。因为第二产程是要用力气的，必须让你恢复知觉，不能影响产程进展。所以总的来说，无痛分娩的麻醉有很多很多的限制。

我们要把阵痛当作迎接新生命的一个庄严的仪式，当作上天送给我们的最好的礼物。既然是礼物，我们就以一个平和的心态去欣然接受。

二、非药物镇痛

▪▪▪ 丈夫陪产

如果你所在的医院允许丈夫陪产，可

以让丈夫进去。但是我还要提醒各位准妈妈，要看看自己的丈夫是否有这个勇气。有的丈夫是不敢走进产房的，那么准妈妈也不要勉强他。他可能对这种环境、血液有特殊的敏感，容易害怕，也要尊重丈夫的意愿，在自愿的情况下进去。一旦丈夫进了产房陪产，可以帮助准妈妈做按摩，喂她喝水，擦擦汗，给她最大的心理支持。

■■ 利用体位加速产程

如果医院没有特殊的服务，丈夫也无法陪产，那么怎么办呢？我们有一句特别经典的话，求人不如求己。丈夫不许进去，助产士忙得四脚朝天，无法陪伴你。这时准妈妈靠自己也是可以独立完成自然分娩的。

靠自己的第一个重点是保持上身直立位。我提到过，在宫缩间歇的时候，你可以活动、走动。宫缩剧烈的时候，你觉得什么姿势舒服就保持什么姿势。有的人宫缩的时候就想蹲着，有些人就想走动，有些人想跪着……每个人的感觉都不一样，你要找你自己最舒服的姿势，宫缩一阵，坚持30秒、40秒、50秒，剩下的时间你就自由地活动。

上身直立位有几种，坐着、蹲着、跪着、站着。如果你有一些医学指征，大夫说你不能起身，必须躺着，那可以左侧卧位和右侧卧位交替，不要长时间处于仰卧位。

第二，可以做骨盆摇摆运动。准妈妈可以扶着床或者椅背，宫缩来了的时候就顺时针或逆时针地转动，协助孩子顺着骨盆逐渐向下降，找到最佳位置，顺利分娩。它是可以加速产程的。

第三，就是我反复强调的呼吸法，一旦学会，分娩基本就胜券在握了。在临产的时候，要把呼吸的方法都运用上。

第四，展开充分的想象。我们的子宫就像一个倒置的花苞，花苞里包着小宝宝。在子宫收缩的作用下，小宝宝一点一点往下走，这个花苞也随之绽放。当这个花苞完全绽放的时候，宝宝就从里边娩出了。有这样美好的想象，你对宫缩就不是消极等待。还可以把宫缩想象成是妈妈带着宝宝去冲浪，子宫收缩的波形图就是一浪接着一浪，当你到达彼岸的时候，妈妈和宝宝就胜利会师了，宝宝就自然娩出了。

大家要对宫缩有一个积极的态度，不要老想着生孩子疼，做女人真倒霉，这就是一种不积极的心态，会消磨你的斗志，给分娩造成不必要的困难。要对宫缩有一种期待，让宫缩来得更猛烈一些，宫缩越激烈，你生孩子就越快。

我在产房曾经遇到过一些准妈妈，对待疼痛的态度非常好。疼痛不重要，重要的是你要如何去对待疼痛，要积极地应对。

三、利用器械加速分娩

■ ■ 分娩球

现在产房中常用的器械就是分娩球。

分娩球的质量要好，因为孕妇的体重很大，分娩的时候要往下压球，如果球的质量不好就爆炸了。医院用的是孕妇分娩专用的球。球的充气很重要，如果充气很足，它就没有弹性了，无法上下起伏。充气70％左右比较合适。球的直径不一样，身材比较瘦小的就选择小一点儿的球，身材比较高大的就选大一点儿的球。

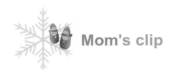 **Mom's clip**

2003年的时候，我第一次看到一个准妈妈带着分娩球来待产。她的表情一点儿也看不出来紧张，一检查，宫口已经开4指。我说："你好厉害啊，一般人来产房都特别早，开1指多就来了，甚至宫口没开就来了。"她就问我："大夫，我能不能带着这个球进产房？"我问她为什么，她说："我在家一直坐在这个球上，我觉得比较舒服。"我们的服务是很人性化的，只要准妈妈有要求，就尽量满足她。后来她就带着这个球进了产房。产房里有两张床，她待在两个床之间，坐在球上，手扶着一边床沿，后边靠着另一边床沿。她还带了一本杂志，就坐在球上看。

那个准妈妈一有宫缩的时候，就坐在球上上下起伏，左右摇摆，没有宫缩她就休息。我在旁边观察她，只要她一开始动，我就知道她有宫缩了。最后她说："大夫我想大便了。"我说你不会这么快吧。结果上床一查，宫口开全了。我说："恭喜你，宫口开全了！"她自己也挺高兴的。我一边扶着她准备上产床，一边跟她开玩笑说："你这样生2个、3个都没问题，没什么痛苦。"她自己也笑了，说："这个球真的帮了我很大的忙。"

从此之后我就在自己的产房里准备了几个分娩球。刚一开始，助产士也不太接受。后来经过一段时间的观察，助产士全都鼓励准妈妈坐在球上。

有的准妈妈会很担心，问坐在球上稳当吗。助产士说："没关系，你坐在球上，我来保护你。"准妈妈坐好以后，助产士就帮她摆好姿势，产程就有效地加快了。

为什么分娩球有这么大的帮助呢？因为球有弹性，它在上下起伏的过程中，对腰骶部和外阴部都有一定的按摩作用。上下起伏的时候，地心引力使身体向下，胎儿的头也是向下走的。球的上下颤动，让胎儿的头加速向下，这样产程的速度就加快了。

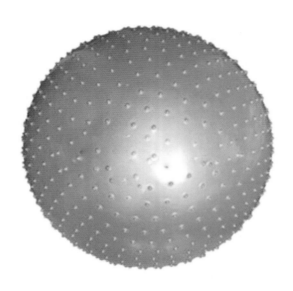

坐球的方法要注意，上身和大腿尽量保持90°，大腿和小腿尽量保持90°。如果气充得不好，这个角度就会变化。如果气很足，球太高了，身体重心就会不自觉地向前；如果气充得不足，身体就会下陷，坐不稳，向后仰。一个充气合适的球，准妈妈坐着应该会特别的舒服，这个需要自己去感受。

如果医院有分娩球，你的生理条件也符合，我建议你坐在分娩球上，上下起伏，左右摇摆，一定能加速产程。

■ ■ 摇椅

如果产房有舒适的摇椅，也可以。它同样能帮助胎儿的头下降，并且摇椅也可以起到间接按摩的作用。

■ ■ 香熏

现在国外也会用香熏帮助妈妈分娩。在我国现在运用得不是很多。香熏一定要在专业人士指导下进行。假如没有这种条件，也可以用鲜花。人家去花店里买花的时候，会发现有的花是花骨朵，有的花含苞待放，有的花是完全怒放。有的医院会给妈妈准备10朵花，因为宫口要开10指，用每一朵花的形态告诉准妈妈宫口开的状态。用这种精神鼓励的方法，能让准妈妈比较有信心，看到希望，并且女人比较喜欢花。也可以用绢花代替，只要有一个形象的方法，让妈妈精神为之一振就可以。

Part 7

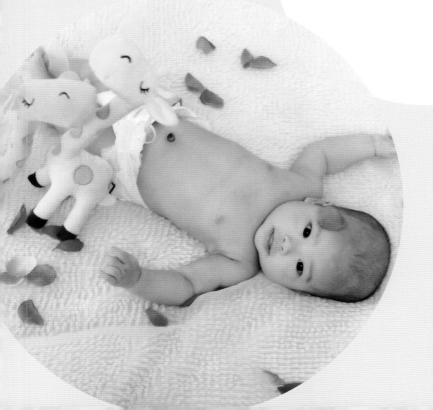

第7课

奇妙的分娩旅程

之所以给这一章起名叫"分娩旅程"，是希望给大家一个很好的印象——进产房生孩子可以是轻松的、快乐的，就像旅游一样。有一些人可能觉得不可思议，旅游多惬意呀，看看山，看看水，悠闲自在；生孩子多费劲、多痛苦啊，能一样吗？其实我们也可以把分娩想得积极一点儿，生孩子总共也不过8小时，可能比你上一个班还短，相当于"产房一日游"。

来产房一日游，到了不同的产程有不同的配合要点。接下来就告诉大家，生产的4个产程有什么特点。只要你了解了每个产程的特点和需要配合的要点，进了产房就再也不用害怕了。要是不了解这些，一进到产房就像进了迷宫一样，觉得好无助，好害怕啊，有很多很多疑问，就会影响你的情绪和状态。

我曾经在医院遇到过一个准妈妈，当时丈夫还不能陪产，是护士把她送到产房来的。那个准妈妈边走边回头，可怜巴巴地三步一停望着自己的家属。我赶紧安慰她说："没关系，进来吧。"现在很多医院是允许丈夫进去陪产的，提供了很多人性化的服务。

进到产房以后，助产士都会告诉你，哪里是你的床，哪里是卫生间。在这个时候你一定要听助产士的指挥。她就像一个导游，告诉你该做什么才不会"走丢"，才

能"玩"得顺利尽兴。只要你听助产士的指导，就能顺利地完成分娩的旅程。

第一产程是从规律地宫缩到宫口开全。

子宫是一个倒置的梨形。子宫口平时是关闭的，在分娩前夕，子宫口开始为分娩做准备，黏液栓脱落，宫口在子宫收缩的作用下一点点地打开。打开到什么程度呢？胎儿的头有多大，宫口就开多大。胎头小，宫口就开得小；胎头大，宫口就得开得大。如果你希望自己的产程顺利，那就要控制孩子的大小，也就是控制自己的体重。

从规律地宫缩到宫口开全，需要8~10小时的时间。有的人一听8~10小时，一天班都上完了，孩子还没生出来，好辛苦啊。很多听过我的课的准妈妈，4~6小时产程就完成了，时间能缩短近一半。

第一产程又分为几个时间段。第一个是潜伏期。从下图可以看到，最开始宫口是一个闭合的圆形，没有开放。从宫缩开始，宫颈口慢慢打开，开到1指，浅粉红色代表子宫口。随着宫缩加剧，子宫口慢慢又开大了，开到4指以前都叫潜伏期。在潜伏期的时候，疼痛不是特别剧烈，所以你可以放松精神，不要紧张。

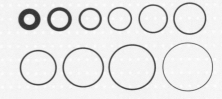

宫口开4指以后叫活跃期，也叫加速期。因为子宫收缩的力量加大了，速度加快了，宫口开得大了，疼痛剧烈了。加速期是宫口开4~8指的阶段。这个时间段疼痛最剧烈，最难以坚持，很容易失去信心。但只要咬咬牙坚持，加速期其实很快。我经常告诉准妈妈，一定要记住一句话，疼得最厉害的时候离生就不远了，这样想你就有信心坚持下去。很多妈妈分娩之后都会回来分享："真的跟您说的一样，疼得最厉害的时候，助产士一看，宫口开全了，我就到产房生去了。"

这句话大家一定要记得牢牢的，到了待产室更要时刻提醒自己。不要总想着疼，你把疼放在第一位，疼痛的感觉就会更加明显，就很容易放弃。

没上过孕妇课的人，一听大夫说宫口开5指了，觉得这才到一半，前边这一半都走得这么艰难，后边是不是更难受啊？其实这是错误的想法。到了加速期，宫口开的速度会变快，可能一下从5指就开全了。这个时候要自己鼓励自己，跟助产士好好配合，这样能够使产程加快。宫缩到一定的时候，突然你会觉得想大便了，这就说明孩子的头已经下降到了骨盆的最底部，压迫到了你的直肠，使你产生了便意。助产士就会说，宫口开全了，可以上产床了。这时就到了第二产程。

第二产程叫胎儿娩出期。

这个时候已经没有太强烈的疼痛感，准妈妈用对力气，过不了多久宝宝就出来了。这个阶段为1 ~ 2小时。

第三产程叫胎盘娩出期。

宝宝一旦娩出，胎盘自动剥离，一般是在30分钟之内。多数准妈妈在5~15分钟之内胎盘就全部娩出了。极个别人胎盘剥离的时间稍微长一点儿，但都不会超过30分钟。

第四产程是产后观察。

听到孩子第一声啼哭后，你就可以放松休息，这属于享受的阶段。真正需要配合的就是第一产程、第二产程，这两个阶段是比较辛苦、比较疼痛的。

接下来我们来看看不同时间段如何做产程配合。

第一产程注意事项

一、克服紧张恐惧心理

第一产程是最关键的时期，这一阶段疼痛比较剧烈。我给大家的建议是，保持心情平静，让自己放松，不要紧张。

在第一产程，准妈妈要做什么呢？我总说一句话，看你该看的，听你该听的。因为待产房不止你一个人，其他待产的妈妈发出的呻吟和喊叫，可能就会影响到你。为了避免这种干扰，我建议你戴上耳机，听些自己喜欢的音乐。有一个妈妈跟我说自己不喜欢听音乐，喜欢听相声。我觉得这也挺好的，那就听相声，进产房后一边笑一边生孩子，也挺有独到之处。还有些人说喜欢听脱口秀，我觉得都可以。以准妈妈的兴趣为前提，能够转移她的注意力，不去关注疼痛，不去关注别人的喊叫，听什么都会有帮助。我自己喜欢听京剧，国粹艺术能让我心境平和。所以大家可以随意选择自己喜欢的东西，灵活掌握。

准妈妈在孕期都会买一些孕产书，上边会有一些可爱宝宝的照片，你也可以把书带到产房。当你觉得疼痛得难以忍受，

 Mom's clip

有一个妈妈跟我说过，她生孩子的时候是把"我"带进去的。她进产房的时候一直想着我上课的样子，想着我在课堂上讲过的一些话，不知不觉就把疼痛给忘了。她在产房里就回忆上课讲的这个时候该做什么，那个时候该做什么，就跟情景再现一样。她说这样她就不受别人的干扰。

有一个妈妈说她有一个明星偶像，在脑海里就把"他"带进去了。这样也挺好，偶像是一种精神力量，能帮助你渡过难关。还有的准妈妈把自己丈夫的照片带进去了。只要在不违反医院相关规定的情况下，你可以带任何能给你精神支撑的东西进产房。

控制不住总去注意宫缩的时候，你就可以翻翻书，看看宝宝的照片，想象一下自己的宝宝也会这么可爱，这样就分散了注意力。不要老关注别人痛苦地在床上打滚，大喊大叫，这样一定会影响到你。

二、调整呼吸，注视一点

宫缩来的时候，准妈妈要调整呼吸，眼睛注视着一个点。人疼痛的时候，很容易就会痛苦地闭上眼睛。但是准妈妈一定要注意，宫缩来的时候千万不要闭眼睛，想着自己很疼，越这样想，就会越来越疼。

我们要用呼吸来调整。用鼻子吸气，用口呼气。把注意力集中在呼吸上，就会把疼痛暂时忘掉。

☆ 呼吸技巧练习

以胸式呼吸为主。身体完全放松，眼睛注视一个固定点。腹部保持放松，鼻吸口呼，每分钟6～9次。

☆ 呼吸口令

吸二、三、四，吐二、三、四。

吸二、三、四，吐二、三、四。

吸二、三、四，吐二、三、四。

吸二、三、四，吐二、三、四。

三、补充体力

在产房生孩子，要消耗很大的体力，就像干重体力活一样。我总说，进产房生孩子，就好像马拉松运动员去参加比赛一样，要持续好几个小时。如果这个期间你不吃不喝，到了关键时刻可能就没有力气了，所以一定要补充体力。

那么该吃什么，喝什么呢？进产房的时候，不要带那些不容易消化的食物，比如煮鸡蛋就不合适。准妈妈正吃着鸡蛋，宫缩来了，肚子疼了，她一着急，赶紧想把鸡蛋咽下去，结果噎着了。子宫收缩加上被噎着，准妈妈可能就要吐了。所以鸡蛋是不适合产房的食物。有的妈妈喜欢吃肉，打算带个鸡腿到产房里去啃。鸡腿也不是吃下去马上能够消化、能补充热量的食物，所以也不主张吃。

我建议煮一点儿热汤面、面条汤、片汤、小馄饨之类的，里边有汤有水，顺着水就把食物带进去了，并且里边的肉和菜都是碎末状的，比较好下咽。如果要吃鸡蛋，可以蒸蛋羹，这样容易吃，也容易消化。还可以给准妈妈带牛奶，普通的液体牛奶可以，酸奶可以，孕妇配方奶也可以。

有的准妈妈说自己进产房时带着运动饮料，可以提供能量，还补充维生素，能够保持体力。每个人的体质不一样，带什么东西也因人而异，在把握大原则的情况下，根据自己的情况来选择。

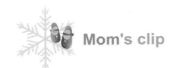
Mom's clip

我曾经给一对韩国夫妇上过课，他们说在韩国生孩子的时候什么都不让吃。因为有的人可能遇到突发情况改剖宫产了，吃东西可能会影响到手术。我告诉他们不用担心，因为吃的这些半流食到了胃里是很容易消化吸收的，代谢是比较快的。如果产妇需要做手术，麻醉师会首先过来查看，还要跟家属交代注意事项，这中间是有一定的时间的。我们在观察产妇的时候，如果发现有宫颈异常、宫缩异常的征兆，我们会提前告诉准妈妈，现在不要喝水吃东西了，提前做好手术的准备，避免因为吃东西而影响麻醉。

四、保持上身直立位

上身保持直立位，就像平时坐着一样。这是为了保证宝宝的头受地心引力的牵引，能够一直向下到达妈妈的骨盆。你的腿怎么放没有太大的关系。

大家小时候都在公园里玩过滑梯，滑梯的坡度越大，下降速度就越快。在待产的时候，上身直立和躺着的生产速度绝对不一样。上身直立生得就快，跟滑梯是一个道理。

五、膀胱排空

通过一些解剖图片我们可以看到，子宫前边就是膀胱，呈三角形。如果膀胱过度充盈，你又不及时排空，它就会像一个障碍物阻碍胎儿的头下降。我一般建议大家在产房2～3小时就去一次卫生间。上卫生间的时候，你也会走动，这也是一个

加速产程的方法，同时还排空膀胱，保证胎头部下降，一举两得。

六、注意呼吸方法

很多准妈妈进产房后感到很陌生，又疼痛，就很容易慌张，一慌张就忘记该如何呼吸了。她就会张着嘴大喘气，一边喘一边喊，一会儿又叫大夫。这种情况在产房太常见了，这样会消耗很多体力，大量的气体会通过你的鼻腔一部分进入肺里，一部分通过食道进入到胃里，进入到肠道的会形成肠胀气，肠胀气到生完孩子之后排出来都很困难。

妈妈在产房的时候，一定要记住鼻吸口呼的原则。我练长跑的时候，教练会告诉我，要如何起跑，中间要几步一呼吸，最后到冲刺又要用什么节奏呼吸。像我前边说的，准妈妈在产房就像一个马拉松运动员，你也要像长跑运动员一样，随时注

意调整呼吸，这样整个产程才会顺畅，才不会很辛苦。

七、第一产程小结

在第一产程，大家请记住6个字：协调、同步、放松。

■■ 协调

协调指的是身体和精神协调。如果像影视剧里演的那样，攥紧床单，抓着旁人的胳膊就像抓着救命稻草一样，使劲不撒手，全身都在较劲儿，产生的都会是不协调的动作。甚至有人捶打床板，翻来覆去，大喊大叫，这些都是不协调的，不但不能缓解你的疼痛，可能还会阻碍产程的顺利进行。

■■ 同步

同步是指宫缩和呼吸要同步。宫缩剧烈的时候注意要怎么呼吸，宫缩快过去了注意要怎么呼吸。如果不同步，就会呼吸紊乱。

宫缩强度应与呼吸频率相一致。

宫缩曲线

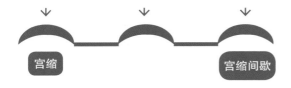

呼吸调整似爬山：

平稳→加快→急促→减慢→平衡

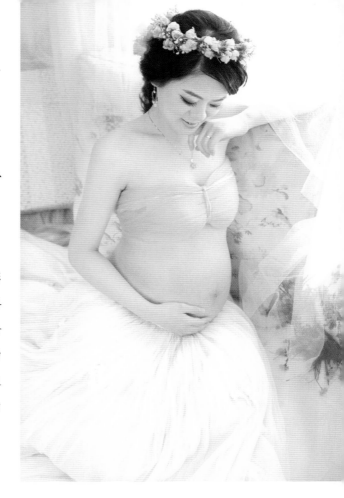

■■ 放松

放松是秘诀。在生产全程，你的身体都要软软的，软到什么程度？国外的杂志有这样一个描述：建议孕妇在生孩子的时候，身体要像面条一样柔软，四肢都软软的，手和脚都垂搭着。身体放松以后，子宫就能很好地工作。如果你身体紧张，等于是跟宫缩相抵抗，身体内部就形成了一种抵触的过程，子宫口最后就不开了，会导致滞产的发生。

第二产程注意事项

宫缩就像波浪式的曲线。一个波浪过去，再来一个波浪。在待产的时候，通过胎心监护你可以看到这个波浪图形。宫缩是循环往复的，但是整体来看，这个波浪像一个山坡，波峰是越来越高的。所以分娩时的呼吸也像爬山运动时的呼吸。有人觉得，我爬山的时候呼吸很自如啊，生孩子怎么就不行了呢？因为你在生孩子的时候会紧张，顾不上调整呼吸了。

进到待产房以后，我不希望准妈妈过度地关注时间。你可以戴着手表，但是不要总是盯着表看。分娩是一个痛苦的过程，我们都希望时间能够过得快一点儿。如果你太关注时间，反而会觉得它过得很慢。

有一个妈妈跟我说，她听过一个关于时间的观点跟我正好相反。我说那没关系，我们现在就来做一个小小的实验。假设你现在进产房，开始宫缩了，我来给你看护。宫缩是5分钟1次，现在一阵宫缩刚刚过去，你准备迎接下一次宫缩，看着表，倒计时。我一会儿给你报一次时，还有4分钟，还有3分钟……这个报时意味着什么？意味着疼痛马上就要来了。你看着时间，想着疼痛一步步接近，是不是就紧张呢？就会觉得这个时间特别的难熬。如果你去和别人聊天，做点儿别的事情，把情绪转移一下，时间会不会就过得很快？所以不关注时间是为了放松心情，宫缩一来，能有一个积极的心情去面对，避免不必要的紧张。

因此，你不过分注意时间，把精力集中在调整呼吸上，时间反而过得很快，你

 Mom's clip

有一个笑话跟大家分享一下。有一个准妈妈不知道从哪里听说进产房一定要戴手表，丈夫把她送到待产房，一看没戴手表，赶紧又跑回家给她取手表。等他取完表回来，准妈妈都生完了。

的产程也会进展得很快。

有的准妈妈配合得非常好，进待产房没一会儿就说："大夫，我想大便。"有时候我都觉得怎么这么快呀，给她查宫口，手一伸进去，就可以摸到宝宝的头了，宫颈的边都没有了，说明宫口开全了。我就说："恭喜你，宫口已经开全了，宫缩过去就跟我上产床。"我会领着准妈妈，搀扶着她，把她领到产床上，让她摆好姿势。

准妈妈可以带着吃的进产房，助产士都会问你，带没带巧克力啊。我建议准妈妈带到产房的是不带果仁的巧克力，不需要咀嚼，比较省劲。带一块黑巧克力就很好，热量也比较低。还要给准妈妈准备一些水。

现在待产的姿势是自由随意的，但是进了产房就是一个固定的姿势。躺在产床上的时候不能动，我们会给准妈妈一个螺旋的吸管，头一歪，就可以把水吸进去。有的妈妈在经验分享的时候就说，这个吸管是必备的。我们会把水放在床边，旁边放一个小毛巾。

上产床以后我们会告诉准妈妈，肚子疼的时候要用力气。分娩的姿势要两腿分开，身体像一个敞开的通道，让胎儿的头能够有一个很好的出口，他的头才会下降得比较顺利。如果是夹着腿，胎儿的头就很难出来。所以要摆好姿势，把腿分开。

产床一般有架子，腿可以架在上边。

姿势摆好以后，我们会告诉准妈妈，宫缩来了肚子疼的时候张大嘴吸气，用鼻子和嘴巴同时深吸一口气，吸得越深、越足，你憋气的时间就越久。吸气的时候是要仰头的，吸足了气以后憋住，下巴贴着胸，眼睛去找你的肚脐，向下用劲儿。力气用在哪里？要用在肛门上。平时排大便怎么使劲，生孩子就怎么使劲。

产床的两侧一般有两个环，准妈妈要弯着胳膊，手拉住这个环，使劲用力。胳膊的弯曲很重要，如果是直着胳膊使劲，身体会向后退，脖子会仰起来，腰也会弯起来，胎儿的头就会向回走。用了半天力气，孩子往回走，等于白费力气。

☆ 加速阶段呼吸方法

类似爬山时的呼吸运动。

身体完全放松，眼睛注视一个固定点。

鼻吸口呼，呼吸随宫缩增强而加速，随宫缩减弱而减缓。

每天练习5次，每次1分钟。

☆ 加速阶段呼吸口令

收缩开始，廓清式呼吸。

吸二、三、四，吐二、三、四。

吸二、三，吐二、三。

吸二，吐二；

吸、吐；吸、吐；吸、吐；

吸二，吐二；

吸二、三，吐二、三。

吸二、三、四，吐二、三、四。

廓清式呼吸，收缩结束。

过去有经验的助产士都会让准妈妈想象提着两个水桶，向上使劲，一阵用力要持续20~30秒。憋不住了就要缓一口气，把气吐出去，再吸一口气，憋住，下巴贴着胸，接着向下用劲。换气的时候一定要快。有的妈妈一口气吐出去，接着喘了好几口气，结果胎儿的头就回去了。所以在吐气的时候，一吐完马上深吸一口气，赶紧憋住。这个衔接一定要紧密，不能中间喘好几口气。一般一次宫缩用2~3次的

力气，宫缩就过去了。

宫缩过去以后，助产士会告诉你，这次力气用得不错，下次再继续努力，像这样用劲儿就行了。越是鼓励准妈妈，准妈妈越有力气。如果力气用得不对，也没关系，助产士会不断地告诉你，应该怎么去用力气。千万不要慌张，不要着急。

准妈妈用力气的时候，助产士会在旁边看着胎儿的头。胎儿的头一点点向下走，你力气用得好，胎儿的头走得就快，下降得快；用劲儿用得不好，下降速度就会有一些缓慢。一开始助产士会看到准妈妈的外阴有一些鼓，慢慢地会看到一个小黑点，

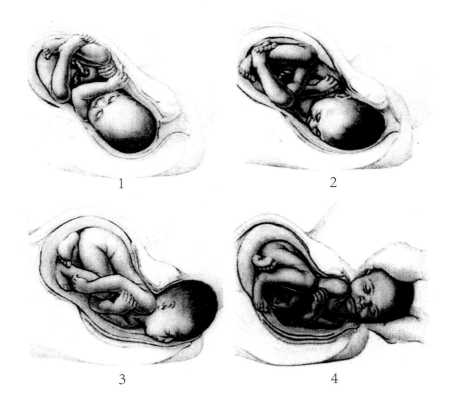

1

2

3

4

就是胎儿的头发。再过一会儿，露出来的头皮越来越多。这时候助产士就会去刷手，穿上隔离衣，戴上手套，准备接生。

通过上页几张图大家可以看到，在分娩的过程中，宝宝在不断地变化自己的姿势。因为他需要适应产道。他会沿着妈妈骨盆的纵轴转啊转，转到一定位置的时候才能下降。位置不对了，他就继续转啊转，直到最后顺利娩出。从子宫宫底到产道这个距离真的很短，并且宝宝的头是在下边的，距离产道出口其实非常近，但是他却需要一个漫长的过程才能走过这段旅程。这样的锻炼是十分宝贵的，而剖宫产的宝宝就错失了这样的过程。

接生的时候，助产士会用手握着一个接生巾，托住妈妈的会阴部，另外一只手去扶住小孩露出来的头部。当胎儿的头娩出2/3也就是最大径线的时候，妈妈就不要用力了。这个时候，要让宝宝缓慢地出来。如果速度太快，孩子蹿出来了，助产士可能都挡不住，妈妈的软产道也容易裂伤。不需要侧切的时候，助产士会告诉妈妈，现在不要用力了，张嘴哈气，像跑累了一样喘气，让孩子在子宫收缩的作用下，一点一点地出来，不需要妈妈再用力了。这样等孩子的头完全娩出以后，我们会先把小孩的口鼻黏液挤一挤，然后让小孩的身体旋转到肩膀跟妈妈的身体是垂直的位置，竖过来，耳朵一个朝上，一个朝下。向下压一下宝宝的头，朝上的肩膀就出来了，再压一下，朝下的肩膀就出来了。这时候助产士马上倒手，一只手托住头，一只手托住臀，宝宝就全部娩出了。中间还有一个脐带连接着。

当宝宝进入到空气中，他会马上建立自己的呼吸，发出第一声啼哭。这样第二产程就结束了。

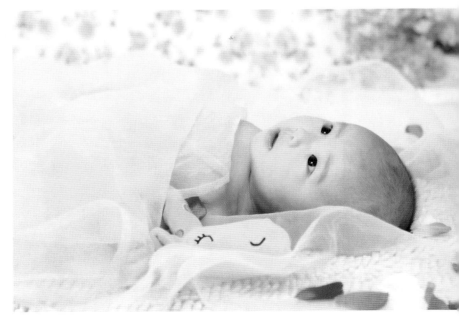

第三、第四产程注意事项

宝宝娩出以后，助产士会把他放在一个小台子上，第一时间要做脐带的处理。有一些医院可能会采集脐带血，如果你需要采集，一定要事先跟助产士说。如果不提前说，脐带血很快就会凝固，是没有办法弥补的。采过脐带血以后，助产士会先断脐带，之后妈妈和宝宝就分开了。

给孩子做进一步的护理首先是保暖，拿一个小的接生巾盖住他，注意不要着凉。把脐带系好后裹上一个脐带卷，裹完之后，助产士会看看孩子有没有胎脂，综合观察一下。然后会把宝宝抱过去给妈妈看，是男孩是女孩，这是性别鉴定的过程，妈妈一定要说出来是男是女，不能模糊地说"我知道了"。有另外的助产士把孩子接过去，给孩子进行一系列的测量：身长、体重、肩围、头围，一一记录在案。还要让宝宝踩一个小脚印，盖在病历上，这也是常规。

这些都是很快的处理。在这期间，胎盘开始剥离。胎盘的主要功能是给宝宝供血、供氧的一个特殊附属物，当宝宝娩出以后，胎盘的使命已经完成了，它就开始慢慢地剥离。助产士会在妈妈的肚子上轻轻按一下，胎盘一下就出来了。助产士就会检查胎盘是否完整，有没有残留，胎盘的形状是否异常，如果都没有问题，会把胎盘装进袋子里过秤，看看有多重。胎盘现在是允许妈妈拿走的，如果需要就拿走，如果不要，医院会和你签一个协议书让医院来处理。胎盘不能随便丢掉，因为里边有血液，如果随便丢掉可能会造成环境的污染。

接下来助产士会把宝宝抱到妈妈身边，进行第一次皮肤接触。第一次接触时宝宝什么都不穿，皮肤是裸露的，宝宝趴在妈妈的胸前。这个时候妈妈是躺在产床上的，助产士会检查妈妈的伤口，同时来看看是否需要缝合，裂伤是否严重，并进行伤口的处理。你就可以分散注意力，把孩子抱在胸前，搂着他。这叫早接触、早吸吮、早开奶，主要是为了促进母乳喂养的成功。与孩子接触得越早，妈妈下奶就越早。

有的妈妈会说，大夫先别把孩子抱过来的，我还没奶呢。这时候不一定非得有奶才让孩子吸。

孩子趴在妈妈胸前吸吮，我们不会给你的乳房做任何消毒，这些细菌让孩子吃进去，促进他肠道菌群的建立，对他的肠道健康有好处。妈妈的乳头上有很多末梢神经，在孕期的时候乳头是不能刺激的。一般医生都会告诉妈妈，你不要刺激自己的乳头，因为刺激乳头容易引起宫缩，导致早产。但是当宝宝出生以后，这些顾虑就都没了。有宫缩，子宫才会恢复，恶露排出，可以减少出血。所以让孩子频繁吮吸乳头，可以刺激子宫收缩，减少出血。在你大脑产生一个反射弧，来促进乳汁的分泌。

所以早吮吸有3个好处：对孩子的健康有好处，对妈妈的子宫恢复有好处，还可以让孩子尽早有奶吃。

这是自然产的情况，我们在很短的时间内，就能做到早接触、早吮吸。但是剖宫产做不到。妈妈在做剖宫产手术的时候，身体前方有一个大的U形架，上边挡着手术单，宝宝出生以后是没法让妈妈搂着的。所以我们在做剖宫产手术后是让宝宝躺在床上，身体横在妈妈肩膀上方，头贴着妈妈的脖颈，并且只能接触一会儿就得抱走。等妈妈回到病房，才能够抱到宝宝。比起自然产的妈妈，剖宫产的妈妈接触到宝宝的时间就要晚一些，下奶也有可能会晚一些。

最后一个过程是第四产程，也就是观察。

在产房，从宝宝的第一声啼哭，一直到妈妈出产房，有产后2小时的观察。要观察妈妈的出血情况、宫颈、宫缩、伤口情况；看孩子的哭声，如果有异常，孩子可能要先抱走。如果妈妈的血压高，或者有出血，在产房观察的时间可能就会久一点儿。正常情况下，孩子放在妈妈的怀里，2小时以后用平车一起推出产房。

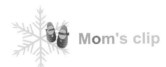 **Mom's clip**

为什么我们要强调在第一时间就让孩子和妈妈接触呢？首先小孩生出来以后，外界温度一定是比子宫里的温度要低，他趴在妈妈胸前，皮肤贴皮肤，会给他一个保温的作用。其次是建立早期的依恋关系。孩子一出生，几分钟就能睁眼。妈妈触摸到自己的宝宝，听到宝宝的第一声啼哭，那个感觉是很幸福的，就会觉得那些疼痛都不算什么了。宝宝睁着眼睛望着你的时候，那种幸福感你是终生难忘的。

产后24小时护理

一个产妇生完孩子，身体会很虚弱，很疲劳。自然产的妈妈是可以马上下地的，但是有极个别的产妇下地走动以后会突然晕厥。所以当产妇想下地的时候，最好有家属陪伴她活动，比如去卫生间之类。

生产后鼓励妈妈排尿。如果排尿困难，可能就要插尿管，所以我们鼓励产妇4～6小时之内尽量把小便排出来。因为膀胱在分娩的时候被胎儿压迫过久，膀胱就麻痹了，它没有对尿的反射感觉了，但实际上是已经有尿液潴留的。所以家里人要督促产妇排尿。

排尿困难的新妈妈，可以采取一些方法，比如把她扶起来，把便盆放在椅子上，让她坐着排尿。也可以把盆放在地上，让妈妈扶着床沿蹲着排尿。可以在她的耻骨上方做一做按摩，用温热的毛巾刺激一下。或者拿一个小盆放上热水，让她泡泡脚，泡脚可以促进血液循环，刺激足底的穴位，也能促进排尿。还有一个最简单的方法：听水声。拿一个小碗往小盆里倒水，像给小孩把尿一样，让妈妈产生排便反射。如

果还是尿不出来，可能需要使用药物。怎么都尿不出来，就只能插尿管了，24小时之后还面临着一次拔尿管。所以我们还是鼓励产妇尽早排尿，避免后续的一些麻烦。

对于一些有特殊情况的妈妈，比如在分娩过程中无奈选择剖宫产的妈妈，我们更要给她精心地护理。

24小时护理是针对自然产的妈妈，剖宫产的妈妈主要强调的是6小时护理，这是麻醉消失的时间。当新妈妈从手术室回来的时候，从手术车上回到床上，需要有人把她抱下来，因为她的腿是麻痹的，动不了。把她放到床上以后，不要让她枕枕头。还要让她禁食6小时，不能吃东西、喝水。因为麻药劲儿没过去，可能会有呕吐反应，牵扯到伤口又会疼，可能会给新妈妈带来不必要的痛苦。

过了6小时，如果腿能动了，我们要鼓励妈妈翻身，向左翻身，向右翻身。由于剖宫产手术的刺激，可能导致肠粘连。做过外科手术的人都知道，每天大夫查房都会问，放屁没有，实际上就是问有没有排气，避免肠粘连。鼓励翻身，轻轻地动

一动，就是促进排气的方法。

每个剖宫产的妈妈出了手术室以后，身上都有尿管和输液管，放在床上以后，这些管子都要给她理顺了，还要看液体有没有鼓出来。看看尿管有没有反折，避免尿液排不出来，膀胱过度充盈。24小时以后，尿管就可以拔了。

对于剖宫产的妈妈还要注意早吸吮、早开奶。剖宫产的妈妈身上有导尿管、输液管，又有麻醉的限制，伤口也不舒服，家属就觉得让妈妈躺在床上休息吧。休息了两三天，奶就容易涨起来，奶涨发烧，说实话比生孩子还要痛苦。我们尽量把孩子抱过来，第一时间来吸妈妈的奶，促进母乳喂养的成功。

剖宫产一般在24小时拔尿管以后就鼓励妈妈下地活动，尽早地去解小便。这时解小便会比较容易，因为膀胱没有受到那么强烈的压迫。但是有的妈妈怕伤口疼，还是会有紧张的情绪，因此家属要鼓励她，让她尽早把第一次小便排出来。

剖宫产的妈妈还要注意的是术后出血。有出血一定要及时地告诉医生。有的妈妈会说，大夫我觉得下边热乎乎的。因为她打了麻醉，自己不是特别敏感。家属就要看看她下边垫的卫生巾是不是血很多。出血的时候要及时找医生，及时处理就可以了。

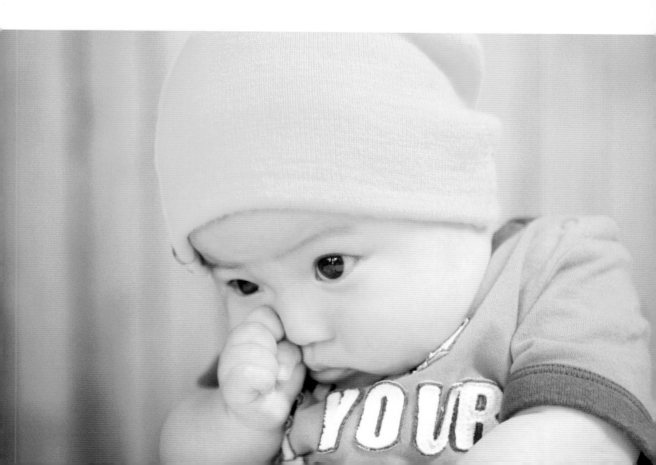

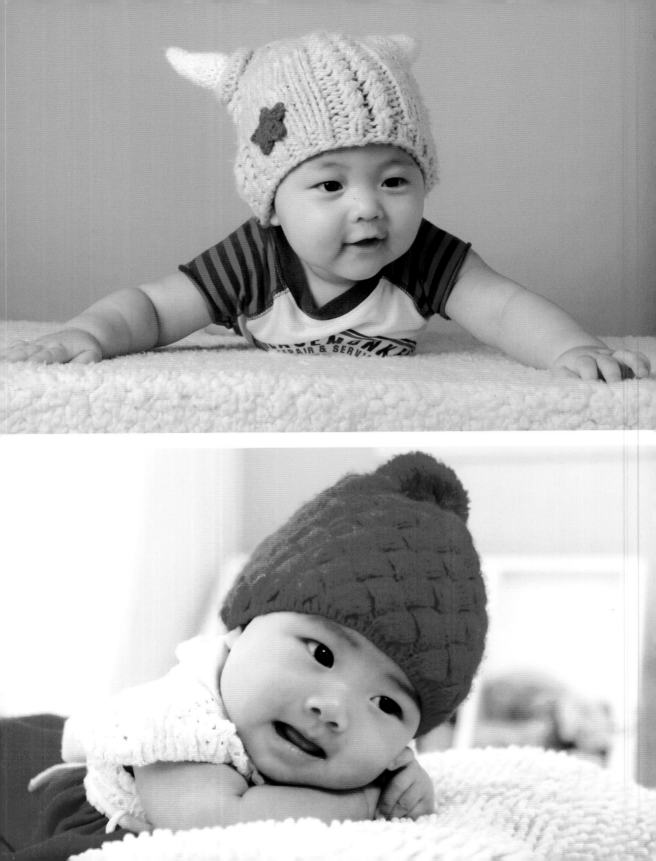

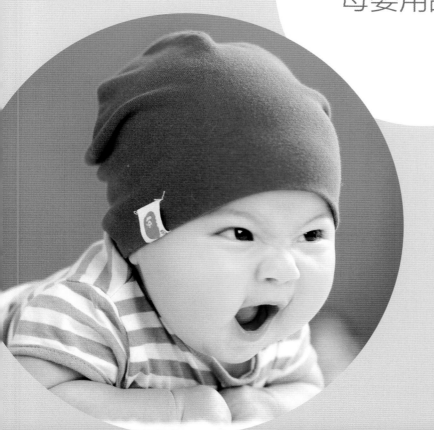

Part 8

第8课

母婴用品准备

准妈妈用品准备

现在市面上母婴产品比较多，准妈妈一旦知道自己怀孕了，就会给自己和宝宝准备一些物品。在购买的过程中，准妈妈常常不知道什么该买、什么不该买。现在就这个问题解答大家常见的疑问。

"关爱妈妈"是我们一直提倡的口号。一个妈妈怀胎十月，随着子宫一天天地增大、加重，身体也发生了很大的变化，怀孕前的衣服就穿不了了。我希望，也相信准妈妈在怀孕的过程中尽管体态上有一些改变，但还是可以既美丽又大方的。我也给准妈妈一个小小的建议，希望你这十个月的孕程可以在幸福快乐中度过，做一个十月天使。

从头到脚　从里到外

- 皮肤护理
- 口腔护理
- 孕妇装的选择
- 鞋的选择

一、孕期皮肤护理

■■ 妊娠纹

在孕期准妈妈皮肤发生的最大的一个变化就是妊娠纹。随着子宫的逐渐增大，腹壁的一些肌纤维也在拉长。它其实就像一个橡皮筋，如果你的体重增长过快，这个橡皮筋最后就拉断了，就会产生纹路。纹路刚一开始是紫红色的，发生率为70%~90%。

妊娠纹发生的部位主要是在胸部，因为怀孕后乳房增大明显。腹部

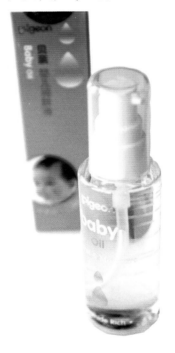

的妊娠纹也很明显，还有人可能发生在臀部、大腿这些地方，都会看到紫色的皮肤。

我建议准妈妈在整个孕期护理的过程中，首先要控制体重，并进行适当的运动锻炼。另外我们可以借助一些护肤品来保养，这些护肤品一定要是孕产妇专用的，富含维生素C、维生素E，主要是有滋养的作用，对皮肤有预防老化和修复的功效。

我们也可以自制按摩油，在纯天然的婴儿油里边适当地添加一些维生素E就很管用。这是我给大家支的一个小招。

■■ 腹带

很多准妈妈都关注分娩后用不用腹带。孕期子宫增大那么多，生完孩子腹部也比较松弛。我建议大家，腹带先不要着急买。因为每个准妈妈的分娩方式不同，如果你是剖宫产，医院都会给你腹带，不用你自己买。如果是自然分娩，生完以后再去买也未尝不可，用不着着急。

如果是剖宫产的妈妈，一下手术台，我们就把腹带给她戴上了。如果是自然分娩的妈妈，我建议腹带不用买太贵的。因为这个东西总共也就用这么一段时间，只要是能够达到一定的作用就行了。我生孩子的时候只买了一个紧身的内裤，但是内裤有一点不好，就是下边不太透气。我买

它的目的是使我在下地的时候有一种紧张感，不要完全依赖腹带。

关于腹带的佩戴，我给大家一些小小的建议。有些人佩戴腹带的时候，紧紧地收住肚子，深吸气，全身肌肉都紧绷，之后再绑腹带。这种绑法白天没有关系，可是如果你是24小时长时间绑着，你的肠道就会被束缚住，就没有办法正常工作了。所以戴腹带不是越紧越好，松紧要适宜。我建议晚上放松腹带，给你的腹壁、肠道都有一个宽松的空间，让你的身体跟你一起休息休息，让肠道顺畅地工作，增加肠蠕动，避免便秘的发生。

■■ 面部皮肤

面部皮肤的护理重点，主要是保持肌肤角质层的水分，也就是大家通常说的保湿，避免肌肤水分的流失，也有一定的抗衰老的作用。还有一个要点是减轻色素沉着。怀孕的时候，由于激素水平的变化，面部可能会出现一些斑。有的人会出现那种蝴蝶斑，就是在鼻翼两侧，鼻梁像是蝴蝶的身体，两边的斑点分布就像蝴蝶的翅膀。过去这种特别多，现在还真不多见了。但是准妈妈的面部多多少少还是会出现一些斑点。

我们建议准妈妈外出的时候，尤其是夏天，适当地用一些防晒霜。因为阳光强

烈照射的时候，紫外线会导致色素加重；或者是用遮阳伞、遮阳帽，避免阳光直射。防晒霜在选择的时候，防晒指数一般也不用太高。日常护理的时候尽量选择富含维生素C、维生素E的护肤品，另外也不要因为怕长斑就在孕期轻易选择美白产品，因为美白产品里大多数都是含铅的，铅也容易导致色素沉着。

在怀孕的时候，每个人的皮肤变化都不一样。有的人怀孕之后，突然感觉自己脸上爱出油，长痘痘了。这种情况就要增加每天一两次洁面，把皮肤表面的油脂洗掉，避免毛孔阻塞而引起痘痘产生。在护肤品的选择上，建议大家选择一些安全的、专业的、权威的产品，质量很重要，要做好安全的选择，注意保湿，增补营养。

一些食物也是可以营养肌肤的。所以大家要注意多吃一些富含维生素C的食物，比如猕猴桃、草莓等。但是孕末期准妈妈在吃水果的时候就要注意，不要吃太多，吃太多容易引起妊娠期糖尿病的发生。

二、口腔护理

首先来说说准妈妈牙刷、牙膏的选择。现在市场上卖的月子牙刷、月子牙膏很多。在孕期准妈妈的牙龈容易出血，所以我们建议选择牙刷的时候，应该选刷头小、刷毛软的牙刷。如果你选择孕

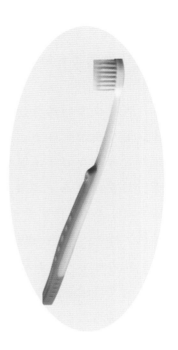

妇牙刷也可以，不过我觉得市场上常见的儿童牙刷可能更适宜，因为它就符合刷头小、刷毛软的要求，会保护你的牙龈免于受伤。

刷牙还有一个重点是刷牙的方法。第一，每次刷牙至少要刷3分钟。第二，牙刷要更换，3个月更换一次。第三，牙刷不要在口腔里过于深入。有早孕反应的时候，准妈妈早晨一刷牙，特别容易引起恶心，这个时候刷牙就要小心。第四，孕期注意一些保健措施，避免牙龈肿胀出血。

孕产妇其实没有必要特意选择某种牙膏，但是我不主张用一些药物牙膏，就用普通的全效牙膏。隔一段时间换一换牙膏也是可以的。

关于月子期间的牙刷和牙膏，其实跟孕期的选择是一样的。

三、孕妇装

关于孕妇装，为什么要特意给大家做

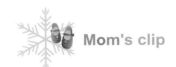 **Mom's clip**

一个产后的新妈妈和我抱怨她的乳房特别疼，怀疑自己是不是得乳腺炎了。我给她简单地检查了一下，发现她的乳房很松软，一点儿事情也没有。我问她具体哪里疼，她说是乳房下部边缘的地方疼。我再检查，乳房下部也是软的，没有问题。我突然想到，可能是文胸钢托的问题。后来她回家换了一个文胸，果然就好了。

专门的介绍呢？因为随着孕程的展开，准妈妈的子宫在一天一天增大，乳房也在增大，过去的一些衣服肯定是不能穿了，慢慢地要给它替换掉。在这里我们分几个方面给大家介绍。

■■ 文胸

首先要给大家讲的是内衣，也就是文胸。要考虑到时尚美观的问题，但更多的还是要考虑到它的功能取向。这里的功能主要是指，这件文胸在怀孕的时候能穿，哺乳的时候是不是也能穿，它的尺码应该是可调的。如果要考虑到哺乳，就要看看这件文胸是否是前开口，是不是便于穿脱。有的文胸在肩带和罩杯之间有一个小搭扣，需要哺乳的时候解开一侧就可以了，非常方便。选择文胸的时候，要注意这几个方面。

关于文胸的质地，我建议大家首选一些纯棉的内衣，因为夏天容易出汗，妈妈产后也容易出汗。纯棉的文胸透气、吸汗，并且刺激性比较小。文胸的肩带一定要宽，因为随着乳房的增大，文胸要承受的压力也越来也大，宽一点儿的肩带能保证你的肩膀不会被勒得不舒服。

怀孕时候的内衣，选择没有钢托的内衣会更好。因为你的乳房在增大，也会向下垂，有钢托的内衣穿着可能会很不舒服，因为钢托会对你的胸腔产生压迫感。

■■ 外衣

我建议大家买一些宽松的外衣。因为肚子一天一天在长，过于紧绷的衣服会阻碍你的血液循环，对于妈妈和宝宝都有影响。

选择文胸的小建议

- 肩带要宽
- 尽量不要有钢托
- 款式便于穿戴，便于哺乳，可调节
- 考虑到哺乳期用的时间能够久一些

我有一次看到一个孕妇穿着紧身牛仔裤，虽然牛仔裤前边有一个松紧带，可是下身不太透气。穿起来感觉舒适、透气最重要。

另外建议大家买可调节松紧的外衣，比如，胸部、腰部、腹围一定要可调。这样的衣服可以穿得久一些，不会穿一个月、半个月，肚子一长，衣服就不能穿了，造成了许多不必要的浪费。在衣服上注意选择，保证又经济又实惠。

衣服的面料尽量选择天然的，比如纯棉、丝质的、麻制的。孕期准妈妈的体温一般会略高于常人，夏天一出汗可能更热了，这些天然材料的衣服会给你一些凉爽的感觉。

关于色彩，准妈妈可以根据自己的喜好选择，自己觉得开心就好。孕期也会经常照镜子，每天观察自己的身体有什么变化，所以衣服的颜色应该以自己喜欢的为主。选一些温暖明亮的颜色，可以让自己感觉更加靓丽，也会感到身心愉悦。

有一些孕妇装的设计确实比较好。胸口的部分设计得宽敞，下摆是宽敞的，有好多碎褶。肚子再怎么长，都不会影响，衣服可以穿很久。有些衣服没有怀孕的女性穿上去都很好看，等到她以后怀孕了也可以继续穿，一点儿都不受影响。

下摆宽敞，是外衣选择时参考的一个重要标准，形象地说，就是"A"字形的衣服，穿起来宽松，看着也比较舒适。

鞋子

关于孕妇鞋子的选择，大家掌握这样5个原则：宽松、舒适、方便、防滑、时尚。

首先，孕妇是容易水肿的；其次，随着孕期的推进，孕妇体重加大，身体需要保持平衡。下雨、下雪的时候要考虑到安全问题，防滑是必不可少的。

大家选择鞋子时要注意下面几个问题。

第一，鞋带。准妈妈在孕末期生活上有很多的不便，系鞋带也会有些困难，可以买松紧口的鞋，便于穿脱。

第二，鞋跟儿。有的人说，怀孕了是不是就不能穿带跟儿的鞋了，其实也不是绝对的。如果是特别平的平底鞋，你走路的时候会感觉到重心向下，身体也会感觉不适。尤其是孕妇身体的重量在不断加大，鞋子的支撑作用就尤为重要。我建议鞋子可以有一个小小的坡跟儿，高度以2厘米~3厘米为宜，并且跟儿不要太细，一定要宽一些，不要像手指头那么细，那样身体的稳定性就会差。

为什么要讲究鞋跟儿的高度呢？过高的鞋跟儿穿着会感觉很累。因为孕妇是一个特殊的人群，如果你不是从事特殊的职业，比如明星需要出席一些活动，必须穿高跟鞋，一般人都不适宜在怀孕期间穿高跟鞋。孕妇在孕期中体重发生变化，身体要不断地调整重心，腰背部的压力逐渐变大，脊柱好不容易找到一个平衡，这个时候再穿上高跟鞋，脊柱已经很弯曲了，很难再调节回来。所以我们建议孕期最好不要穿太高、太细的高跟鞋。

第三，鞋底。鞋底要选择防滑的。有的路面上会有一些提示，小心路滑。有的道路虽然没问题，但是鞋子不合适的话也容易造成危险。所以鞋底要有一些小的防滑纹，以免摔倒。如果鞋底有一定的弹性，能够起到缓冲作用，平时走起来也会增加一些舒适感。再就是，鞋子要宽松、柔软、舒适、轻便。宽松是因为准妈妈到孕末期容易下肢水肿，需要稍微大一点儿的鞋，有个余量。

一个准妈妈告诉我，她脚水肿了，走遍了很多鞋店，都没找到一双合适自己穿的鞋。脚太大了，又有水肿。最后她买的是男士鞋。我们买鞋的时候要注意，鞋体不要太重，鞋面如果能有弹性是最好，鞋的尺寸可稍微大点儿。

有一次我在地铁看到一个准妈妈穿着拖鞋，我当时特别担心。她在上下地铁、上下台阶的时候，或者是上下班高峰的时候，稍微有人拥挤，一个不注意，可能鞋就掉了，找不回来了。所以我建议大家尽量考虑周全一些，拖鞋是有宽松、轻便的特点，但是它容易掉，反而得不偿失，带来更大的麻烦。准妈妈在选择的时候还是要尽量避免一些意外的发生。

以上就是关于准妈妈用品准备的一些建议。现在孕妇产品太多了，我介绍的只是其中一部分，你自己在选择的时候量力而行，理智购物。

婴儿用品准备

大家从身边的家长身上都可以感觉到，无论是准爸爸、准妈妈，准备最多的东西都是给宝宝用的。宝宝的衣食住行，方方面面都要照顾到，都需要去添置。在开始介绍宝宝的用物准备之前，先来了解一下给宝宝购买物品的时候应该注意哪些事项。

一、购买准则：安全第一

现在的母婴市场确实很大，但是我们要时刻以婴幼儿的健康为首要考虑因素，在购买相关物品的时候，我们首先要考虑到孩子的安全问题，永远是安全第一。

婴童市场的产品不断增多，给准爸爸、准妈妈提供了很大的方便。过去很多东西都没有，需要家人自己亲手做，非常辛苦。现在方便了，什么都可以去买，产品应有尽有。现在的市场给孩子的成长提供了一个物质很丰富的环境，让孩子能够幸福、温馨、舒适、安逸地成长。尤其是一些智能玩具的出现，对孩子的大脑发育起到了良好的促进作用。

需要我们重视的是，婴幼儿自我保护意识是很弱的，购物时是爸爸妈妈去选择，孩子没有自主选择权，你给他什么，他就用什么。并且婴幼儿的反应是迟钝的，是滞后的，比成人慢很多。看到一个东西，他不觉得这个可能会伤害到他。他的自我保护意识比较差，是很容易受到伤害的。因此我们反复强调，爸爸妈妈在给宝宝购物的时候，不管是什么类型的产品，都要考虑到安全第一。

二、宝宝衣物的选择

■■■ 衣物选择标准

曾经有妈妈问过我："席老师，小孩的衣物有什么讲究吗？"我告诉她可以去查一查我们国家2008年10月1日就已经颁布的婴幼儿服装标准。这些标准都包括什么内容呢？这里大家可以简单地了解一下。

首先，婴幼儿服装标准里的"婴幼儿"指的是2岁以内（包括2岁）的儿童。

其次，衣服不可检出汞、铅、砷等重

金属。

再次，标准量化，领口、外露绳带的长度都有严格的标准。

有些人不明白为什么要制定这些标准，这个主要还是从孩子的安全角度考虑。有些人可能会觉得奇怪，服装上怎么还会有重金属啊？其实大家平时仔细观察一下就会发现，小孩子衣服上会有亮片儿、纽扣，这些到底是什么做的呢？家长也不是专业人员，很可能不太清楚。所以国家才会制定了许多严格的标准。

（1）有的套头衫在套的时候宝宝可能会觉得不太方便，不舒服。套头衫的领口、领围的要求不能小于52厘米。

（2）金属的配件（扣子、饰物）要求不能有毛刺，而且不能太锐利，不能有尖。这些都有可能对孩子的身体构成威胁。

（3）拉链不可以脱卸。如果拉链拉到头，掉下来了，这个是不可以的。

（4）绳带外露的长度不能超过14厘米。因为有时候

绳带太长，一不小心被牵拉走了，就有可能伤害到孩子的脖子。比如妈妈怕风把宝宝的帽子吹跑了，就会帮宝宝把帽子上的带子系上。在人比较多的场所，帽子不小心被什么挂住了，拽走了，就会勒到宝宝的脖子。所以衣服上的绳带不能太长。平时妈妈给宝宝系一个活扣就行，以免勒住宝宝，发生意外。

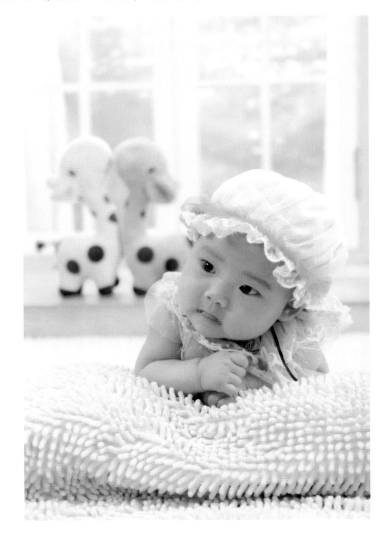

（5）不能添加分解芳香胺燃料。此类燃料如果分解的话，小孩口鼻吸入会对健康有影响。我有一个朋友，她买衣服的时候也没太在意，买了就走了，结果回家一看发现衣服有味道。她就使劲洗啊洗，洗得完全没味道了才敢给宝宝穿。大家买衣服的时候要注意上边的洗标，有的衣服会标明不可水洗，只能干洗。如果干洗的话是需要干洗剂的，里边都是化学物质。被干洗剂洗过的衣物，如果让孩子马上穿，可能也会引起一些呼吸道的问题。所以我们尽量不要买这种必须要干洗的衣服。

说到衣服面料的选择，妈妈在给宝宝购买衣物的时候，尽量选择纯棉的面料，柔软、舒适。颜色应该以淡色的为主，不要选择大红大绿的颜色。衣物上边不要有很多的装饰物，譬如小豆豆、小亮片之类的，尽量不要有。因为孩子很容易会吞入这些异物，发生意外。有的孩子把衣服上的装饰物塞到鼻孔里，放到耳朵里，或者直接吞下去了。

衣物的系带不能太长。衣服的扣子要低一点儿，低于他的下颌，不要在下巴这里产生过多的摩擦。衣物的缝合要结实，也要易于穿脱。

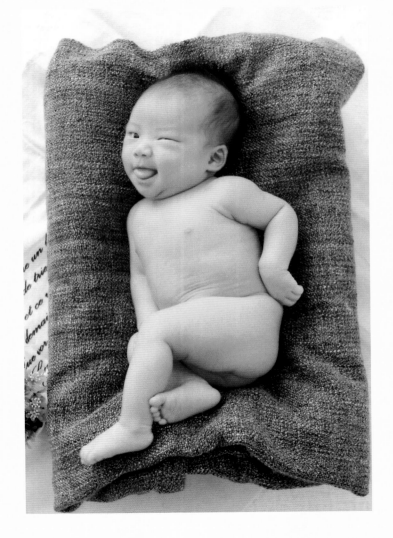

■ ■ ■ 3个月以内婴儿的衣物选择

对于3个月以内的宝宝，最适合的就是小和服。和服穿的时候就是左边一搭，右边一搭，没有脖领，不会摩擦宝宝的脖子，而且穿脱方便。

2~3个月的宝宝，其实不太适宜穿裤子。因为这么大的宝宝换尿布换得特别勤，经常给他穿脱裤子，会特别麻烦。我建议就给他穿一个睡袋，是比较方便的。

孩子大一点儿的时候，妈妈想给他打扮打扮，给他穿条连脚裤，这种款式就更不方便了。我建议你买的时候注意一下脚的部分，有的连脚裤脚的部分不是一整片布，而是两片布缝合在一起的。有时候宝宝的脚趾尖正好蹭在这个封口处，如果上边有一些线头、毛絮，可能就会进到宝宝的指甲缝里，最后时间长了容易引起甲沟炎。有的孩子来医院体检打针的时候就发现了这个问题。所以给宝宝选择连脚裤的时候要注意观察。如果已经有了带封口的连脚裤，不如把封口剪开，变成一条普通的裤子，也别浪费一件衣服，挺可惜的。

连脚裤还容易出现的一个问题是，抱着宝宝的时候，他的身体受地心引力的牵引，是向下的，而宝宝的脚被布料兜住，就蜷缩在里边了，伸不直，这也会影响到宝宝腿脚的发育。当然一天两天没关系，时间久了，对发育还是有一定影响的，妈妈们还是要小心一点儿。

关于裤子还有一点，就是给宝宝穿裤子的时候要注意他的腰。这么小的孩子根本没有腰，小肚子鼓鼓的。妈妈要注意裤腰的部分，有的裤子是松紧带，如果特别紧的时候，你要注意别让松紧带勒住宝宝的肚子，他会不舒服，他也要呼吸。吃奶前、吃奶后，腹壁的膨胀程度也不一样，为了增加宝宝的舒适，一定要注意裤子松紧的适度。

2~3个月的宝宝，是比较适合穿睡袋的。其实每个医院都会给你准备好睡袋，避免你买错了造成不必要的浪费。宝宝出生以后，第一个要用的服装就是小睡袋。过去我们都是捆蜡烛包，蜡烛包如果捆不好，会影响宝宝的身体发育，影响他自如的活动。我们把睡袋摊平，有点儿像一个大和服。睡袋的下方也就是脚的部分是可以折叠起来的，两边配着尼龙粘扣。这是为了方便妈妈调节睡袋的长短，随着宝宝长大，粘扣就可以不断地往下粘，给睡袋留出一些余量。

使用睡袋的时候，我们把宝宝平放在睡袋中央，两个小胳膊从左右两片袖子的部位伸出来，搭上和服的两襟，两襟上也是有尼龙粘扣的，我们给宝宝粘好，不要太松，以免衣服滑落，也不要太紧，妨碍宝宝的呼吸。

睡袋的下摆像小帘子一样，从下向上反折，搭好。左右两侧各有一根小绳子，松松的稍微系一下就可以了。在医院的时候，小带子上通常别着宝宝的床头卡、胸牌。上边会有妈妈的名字、宝宝的性别，用来识别的。穿上这种睡袋，他的腿在里边是可以自如活动的，小胳膊也可以自由伸展。

随着孩子一天一天长大，身量变长了，我们就可以把最下边的一片打开，反折的时候多留出一点儿余地，整个睡袋就增长了一截，可以保证孩子多穿一段时间。不是说一个月以后穿不了，我们就扔了。如果宝宝继续长大，睡袋最下边这一片我们干脆可以打开，让宝宝的小脚丫露出来，如果怕他冷，可以在外边加盖一个小毯子。

这个睡袋虽然简单，但其实很实用，可以穿很久。宝宝穿起来舒服，妈妈用起来经济实惠。这就是我们医院给宝宝穿的小睡袋。很多妈妈都觉得特别好用，有的人还会回来找我们要。

■■ 其他衣物配饰

还有一些常见的宝宝用物，我们在这里给大家简单介绍介绍。

（1）帽子

很多妈妈会给宝宝买一些小帽子。尤其是冬天外出的时候，保暖防寒。在选择帽子的时候，有一个主要的原则就是不要选择带毛的。因为孩子皮肤很敏感，接触到皮毛可能会导致过敏的问题。还有，选

择的帽子不要有绳带，即使有也不要给宝宝系上，并且绳带的长短不能超过14厘米。有的妈妈怕宝宝的帽子被风吹走，就给宝宝系上绳带，这是不可取的。宝宝年龄很小，不会保护自己，绳带系上以后如果勒住脖子，妈妈没有及时发现，就会影响宝宝呼吸。

（2）袜子

很多家长喜欢给宝宝买小袜子。对于还穿着睡袋的宝宝来说，袜子不是必需的。往往是等宝宝穿上裤子之后，再配合穿上袜子。三伏天特别热的时候，袜子穿不穿其实都可以，只要把孩子的小肚子盖上就行了。袜子的选择，也要从细节上考虑。

首先应该看袜口是不是很紧，妈妈们可以用自己的手去感受一下。如果袜口很

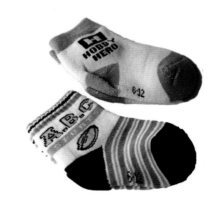

紧，可能会勒到宝宝的小脚腕。勒得时间长了，会影响血液循环。所以袜口的松紧要适宜。再来要看看袜子的材质，小孩比较敏感，尽量选择纯棉材质的衣物。如果不是纯棉的，就要注意观察宝宝穿上袜子以后皮肤有没有变化。

我们给宝宝买袜子的时候，一定里外都看看，如果里边有线头，一定要处理干净。如果宝宝在穿袜子的过程中不注意，就会把脚套进去，可能会把脚趾头勒住，时间越长，勒得越紧，宝宝也不会说，小脚丫可能就会出问题。

（3）围嘴

围嘴对于宝宝来说也是常用的物品。比如孩子吐奶的时候，以后添加了辅食给孩子喂饭的时候，都会用到围嘴。妈妈在购买母婴用品的时候可以留心一下，很多围嘴会作为赠品送给你，大家也不用为了围嘴着急。

在选择围嘴的时候，也要看看围嘴的后边是不是有一个隔水层，这种隔层可能是化学质地的，不透气，不要让它直接贴在宝宝的皮肤上。

给宝宝穿过围嘴的妈妈可能都知道，宝宝有时候会不喜欢这个围嘴。本来好好的，突然脖子上多了一个东西，他可能就要拼命地去拽。围嘴后边就不要给他系死扣，否则他自己使劲一拉，容易勒到自己的脖子。有的围嘴后边是粘扣，宝宝一拉，粘扣就自然掉了。要注意保护孩子的脖子，不要勒到宝宝。

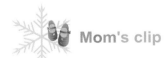 **Mom's clip**

新闻里报道，一个小宝宝出生以后正好是冬天，天气特别冷，家里的老人担心小孩手凉，就给孩子戴上两个小手套。这个手套比较厚，不合手，老是掉。老人就给孩子手腕上勒了一根绳子，固定手套。结果一只手上的绳子勒得太紧了，前臂的下1/3都变成黑紫色了。后来孩子送到医院，那只手被诊断为缺血性坏死，最后手就截肢了。其实大人也是好意，怕孩子着凉，却给孩子带来了终身的残疾。

（4）手套

妈妈在给宝宝买婴儿套装的时候，里边可能会有个小手套。这个小手套我是不主张大家买的。因为如果给宝宝戴上手套，他手的发育就受到了限制。孩子今后是要学习的，他的学习方式主要就是靠手去触摸，抓呀，拿呀，捏呀，很多精细的动作都需要手。如果你要把他的手限制住了，孩子的触觉发育就少了很多。这样对他的脑发育也是有影响的。所以我不主张给宝宝戴手套。有的妈妈说宝宝长了湿疹，老去用手抓挠，是不是得戴手套？这种情况下你首先要把他的指甲剪短，而不要首先考虑戴手套。如果剪了指甲他还是抓挠，可以在他醒着的时候给他戴上手套，但是时间一定要短，不要长时间戴着。如果湿疹严重，建议大家去医院看一看，必要的时候用药。

不要小看手套，使用不当的话会给孩子带来意外的伤害。那我们在使用的时候千万千万要小心，原则上是尽量不要给孩子戴手套。

有的妈妈说孩子冷怎么办，我建议大家给孩子穿袖子长一点儿的衣服，小孩的手就缩在里边了。有时候孩子的手露在外边有些凉，妈妈可以给宝宝测一下体温，可能是宝宝本身体温低，小手露在外边凉一点儿也问题不大。

借着手套的话题在这里提醒大家，不要因为自己一时的疏忽大意，给孩子带来健康的隐患。

■■ 尿裤的使用

（1）纸尿裤

每个妈妈都会给孩子准备纸尿裤，纸尿裤给妈妈们带来了很大的方便。

纸尿裤的选择有这样几个原则。

第一，透气性要好。因为小孩子尿过以后，尿裤很潮湿，尿又有温度，两者叠加起来，温暖的潮湿的环境老刺激宝宝的臀部，可能臀部就会出现问题。

第二，吸水性要好。妈妈可以像电视里做的实验一样，把尿布打开，一点一点往里边倒水，看看尿裤对水的吸收性如何。把手放在尿裤上抹一抹，看看手是不是干爽。

第三，柔软性。妈妈可以用手去感觉一下尿

布的柔软度，就像平时买衣服的时候用手去感受一下衣服的面料一样。用手摸一摸，想想这样的尿裤穿在宝宝的小屁股上是否会带来舒适的感觉。

第四，尿裤粘胶的性能。有的时候孩子哭了，妈妈把尿裤打开看看是否拉了尿了，一看可能没有事情，想再把尿裤粘上，合度不够粘不上了，这样的尿裤质量也是不好的。

第五，尿裤的厚度。夏天比较热的时候，妈妈愿意选择一些比较轻薄的纸尿裤，这个也没问题，就是多了一种选择。

第六，锁水性。上边说了尿裤的吸水功能，这里也要强调一下锁水性。所谓的锁水性，就好比一个海绵，上面倒了水，用手一攥，水就出来了。如果一个尿裤上边有液体，我拿手一压，水就出来了，这尿裤的锁水性就不好，宝宝的屁股就容易被尿液闷着，产生红屁股的情况。

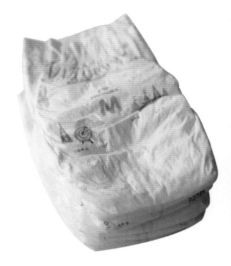

第七，尿裤的平整度。现在尿裤的品牌特别多，有的妈妈会拿着两种尿裤来找我，说席老师你看这两个尿裤不一样。这个尿裤尿完以后平平坦坦的，但是另一个尿裤湿了以后就一坨一坨的，里边的填充物就不均匀了，好像结成一团一团的了。这种不平坦的尿裤是不是就不好？

这种结团的尿裤并不一定是不好，只是它的填充物里没有添加更多的黏合剂，这个黏合剂是一种化学物质，如果加进去，尿裤可能就平坦了。有的宝宝用了没问题，但是极个别宝宝可能就会产生过

 Mom's clip

有一年8月，天气非常热，我去查房的时候，病房里有3个妈妈，排成一排，有一个小宝宝晾着小屁股，另外两个宝宝穿着小尿裤，上边穿着小和服，看着特别舒服，孩子也不热。我发现晾着屁股的宝宝屁股后边起了一片疹子。我就问妈妈："宝宝刚出生这么几天，屁股怎么这么红，是穿尿裤穿的吧？"妈妈说是穿尿裤过敏，起了好多疹子，索性就不给他穿了，晾晾小屁股。但是其他孩子穿的都是一个品牌的尿裤，人家都没有事，就这个宝宝过敏了。所以每个孩子的肤质都不一样，对别人宝宝适用的，对你的宝宝不一定适用。

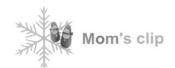
Mom's clip

　　我记得在内蒙古妇幼保健医院早上去查房，我发现一个小宝宝的手是紫的。我赶紧问妈妈宝宝的手怎么了，是不是勒着了，这个妈妈就笑。原来是小孩外边裹了一个紫色的小单子，单子湿了，掉色，就把宝宝的皮肤给染上紫色了。我说："那你就别用这个单子了，掉色就说明有化学的染料，对宝宝的皮肤就会有刺激，甚至可能会吸收进去。"尿布就更不能用这种容易掉色的材质。

敏，发生臀红，毕竟黏合剂是一种化学物质。里边增加了一种化学物质，对于宝宝来说就增加了一份风险。所以我们不要以平坦、有没有结块来判断尿裤的好坏。

　　第八，尿裤的弹性。尿裤的两侧有两个"小翅膀"，"小翅膀"弹性越好，孩子穿起来就越舒适。孩子吃奶前后小肚子的大小不一样，吃奶后小肚子鼓鼓的，这时候如果尿裤弹性好的话，宝宝穿起来比较舒适。

　　第九，尿裤的附加成分。有的尿裤广告上说产品里有芦荟，或者其他具有护肤功能的成分。这些成分也许能起到一定的干燥作用，但是有的宝宝可能就对这类物质过敏。

　　购买尿裤也不是越贵越好，适合宝宝的就是最好的。曾经有一个长辈跟我说："席老师，我们孩子穿的是最贵的尿裤，朋友从国外专门带回来的，结果屁股

红了，怎么办？"我说："那你就给他换掉吧，既然原因很明确，就是因为换尿裤导致的臀红，那就不要用了，浪费就浪费了吧，孩子的健康是第一位的。"

　　（2）尿布

　　也有的妈妈会给宝宝选择尿布。首先我建议最好选择纯棉的，因为小孩的皮肤很娇嫩。其次要选择无色的、柔软的，妈妈可以贴在自己的皮肤上感受一下，觉得舒服的才行。为什么要无色的？因为宝宝经常大便，妈妈需要观察大便的性状、颜色、有没有奶瓣等，有很多很多需要观察的东西。如果尿布是花的，就很难观察了。有的尿布掉色，会染到小孩的皮肤上。

　　尿布用完以后，我建议大家用热水烫一烫，杀死里边的一些细菌。等到水温了以后，把尿布拧干，晾在紫外线充足、通风的地方。

（3）纸尿裤与布尿裤的选择

我建议大家晚上睡觉的时候用纸尿裤。因为宝宝晚上睡觉的时候，频繁叫醒他把尿，会影响他的睡眠。还有带着宝宝出去体检打针的时候，应该用纸尿裤。因为出门在外，孩子拉了、尿了，你还得把尿布拿回家处理，非常不方便。

白天在家的时候，可以给宝宝用尿布。根据自己和宝宝的情况，灵活地进行恰当地选择。

选择了尿布的妈妈，究竟该怎么叠尿布呢？还要学会一些基本功。折叠尿布有长方形、三角形等不同的叠法。长方形的尿布可能比较窄，孩子的大小便容易外渗。我们要学会三角形的叠法，要中间厚，两边薄，这样宝宝穿起来就比较舒适。

三、食具与哺乳用品的选择

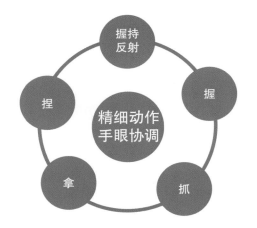

■■ 选择食具要注意

（1）材料要安全

（2）颜色涂料要安全

有一些餐具的内部也是有颜色的。这种颜色涂料在经过高温加热之后是否安全，妈妈一定要注意。

（3）食具的大小

宝宝的手也小，口也小，太大的餐具宝宝拿不住。

（4）食具的形状

食具的设计也有讲究，以能吸引宝宝的注意力，简单、安全并且适龄的设计为最佳。

■■ 宝宝食具的选择

（1）水杯

宝宝长到8个月以后就应该开始用水杯喝水了。有的妈妈早期选择了人工喂养或混合喂养，家里有奶瓶，觉得直接用奶

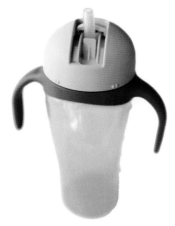

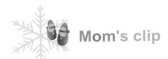
有一个妈妈来找我咨询，说自己家的宝宝一用奶嘴喝奶就呛着，前后换了好几十个奶嘴，都不起作用。我问她孩子呛奶到底是什么原因，是不是奶嘴口太大了，让她注意奶嘴的开口处是什么样。

瓶就可以给宝宝喂水了。我建议大家孩子到了8~9个月的时候应该让他学会用水杯喝水。

宝宝的手很小，他抓握的时候跟成人的姿势也不一样，需要宝宝专用的一种水杯。现在市场上有一种杯子叫"学饮杯"，它上边有一个小管。我个人觉得孩子最终是要用普通杯子喝水的，早点学习用普通杯子喝水，让他用手拿着，练习抓握的能力。在他练习用水杯喝水的时候，学会把杯子抬起来，让水进入到自己的口腔，他要学着知道到抬到什么程度，这个杯子就不能再仰了，要不然就会呛到，或者流到身上。在这个过程中

他就要学会去控制自己的动作，这是一个手脑协调的练习。所以用杯子喝水是宝宝学习的一个好的机会。

如果妈妈为了方便，总是给宝宝用有吸管的杯子，宝宝习惯以后可能很长时间都学不会用普通的杯子喝水。这种学饮杯适合什么时候用呢？带宝宝外出的时候用就很方便，用吸管不会弄湿衣服，吸管外边还有一个小盖子，盖上之后保证管口的卫生。

在家里，要给宝宝准备一个他专用的水杯去喝水，练习拿、抓等精细的动作，并且要学会手眼协调。把杯子放在自己的嘴边，掌握一定的角度喝水，是需要宝宝学习的。

不管是宝宝的吃饭还是喝水，都是一个学习过程，是成长必经的阶段。

（2）奶瓶、奶嘴

一旦宝宝需要人工喂养，不能实现完

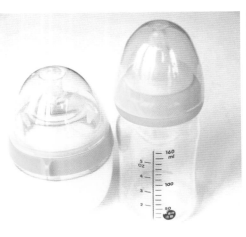

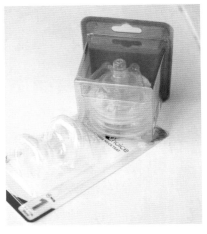

全母乳喂养，就需要用到奶瓶、奶嘴了。

现在市场上的奶瓶也是五花八门的，玻璃奶瓶比较重，小孩拿起来费力气，又容易摔碎，有安全的隐患，塑料奶瓶要看瓶底的安全标志，什么样的标志是安全的，什么是不安全的，妈妈要仔细区分。

还有一个最简单的判断方法，两个奶瓶放在面前，一个特别透亮，一个颜色发暗。你会选择哪个呢？可能很多妈妈会选择第一个，认为看起来干净透亮的奶瓶是安全的。其实这是错误的。越透亮的奶瓶，它里边含有的化学元素可能导致的安全隐患就越多。这是一个简单的判断方法。

说到奶瓶，妈妈们可能有很多疑惑。奶瓶准备几个？要多少毫升的？这个就需要灵活掌握了。我在这里只能告诉大家，奶瓶不需要买太多，应根据宝宝和你家里的情况来定。

关于奶嘴，最早的时候我们用的都是乳胶的，这些乳胶奶嘴的寿命相对短一些，但是它的软硬度让宝宝觉得是最舒服的。硅胶的奶嘴使用寿命长一些，但是在软硬度上跟乳胶的奶嘴还是有一定差异的。这个大家可以自行选择。

如果奶嘴的开口是"一"字形的，孩子吃奶时就不太容易。因为孩子在吮吸奶嘴的时候，"一"字形的开口就会越吸越扁，奶就不容易出来。这时就得把奶嘴调

整方向，让"一"字竖起来，这样吸的时候奶嘴才会打开。

如果奶嘴的开口是"十"字的，开口方向多了，宝宝在吃奶的时候就会容易一些。

如果奶嘴的孔太多，或孔太大的话，孩子就容易呛奶。

妈妈如果看到宝宝吃奶很费劲儿，或者容易呛奶，一定要仔细观察是哪里出了问题，单纯地换奶嘴不一定能解决问题。大家要了解一下奶嘴的开口都有什么形状，结合宝宝自身的特点，做一个正确地选择。

（3）奶瓶刷

奶瓶用过之后要给它刷干净，尤其是瓶底的部分，你的手够不到，就要配一个小小的奶瓶刷。用过奶瓶刷后要知道如何保存，用过的奶瓶刷潮湿，要控干，然后用一个罩子给它罩上。如果奶瓶刷潮湿的时候就罩上了，可能会有一些细菌滋生。

（4）消毒奶锅

一个妈妈和我说，她用消毒奶锅给奶瓶消毒，消完毒把奶锅一打开，全是塑料味儿，

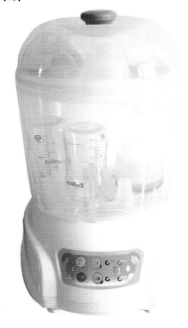

她自己就害怕了。如果你自己都闻到蒸完以后塑料味儿特别浓，那索性就别用了。

不是说消毒奶锅不让用，可以用。现在大家生活条件好了，尤其是现在年轻的爸爸妈妈，工作压力比较大，时间特别宝贵，可以借助这些方便的工具，省力气，省时间，但选择的时候一定要注意保证质量。

我们也可以利用一些家里现有的工具消毒奶瓶，比如用家里的蒸锅蒸，或者煮，水沸腾了把奶瓶放进去煮10分钟，消毒的程度就完全可以了。

我曾经见过一款消毒奶锅是不锈钢的，可以一锅多用，既可以用来消毒奶瓶，也可以给宝宝做辅食，非常方便。所以选择任何一款产品的时候，我都建议大家功能尽量地多样化，这样就不会花冤枉钱。

奶具消毒的要求很高，如果奶具不严格消毒，容易引起孩子的口腔感染，比如鹅口疮。所以我们应该对奶具定期消毒。现在市场上有奶瓶消毒剂这种产品，我个人建议爸爸妈妈不要经常使用，如果用了消毒剂，一定给它清

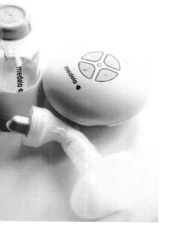

洗干净，不要有残留。

■■ 母乳喂养的妈妈用品

上边说了这么多用品都是给宝宝的，那我们的新妈妈需要做怎样的准备呢？

（1）吸奶器

母乳喂养的妈妈会用到吸奶器。市场上有很多吸奶器，有手动的，有电动的，都是模拟婴儿吸奶，对妈妈们的乳房不会有太大的伤害。用手动吸奶器时，用力过猛可能会把乳头吸肿。所以大家可以根据情况来选择。吸奶器对于母乳喂养的妈妈来说是必备的，产假中用不上，以后上班了可能就需要了。

（2）温奶器

温奶器也可以买，但是要知道怎么用。有的人把奶瓶放在温奶器里，让它恒温保温，宝宝要吃的时候，拿出来就吃，觉得非常省事。这是错误的。温奶器是给母乳加温用的，不是保温用的。时间太长，母乳容易变质。

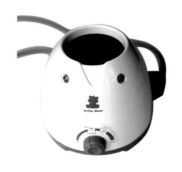

（3）喂奶衫

对于妈妈来说，喂奶的时候穿什么衣服也很重要。市面上已经有一些专门设计的喂奶衫，有需要的妈妈可以关注一下，根据自己的情况进行选择。

四、宝宝的寝具与家具

宝宝出生以后可能也会有自己的小婴儿房，爸爸妈妈会精心地设计宝宝的小房间，为家里添置一些宝宝专属的寝具和家具。关于寝具，我在这里给大家一些建议。

■■ 被褥

宝宝身上盖的小被子、小褥子，我建议大家购买的时候按照季节的变化来

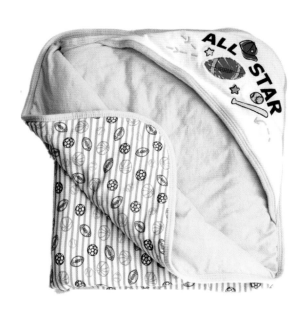

准备。孩子的棉被、褥子、被单、夹被等，说起来真是挺多的。我们之前提到了一种睡袋，睡袋比较适合小婴儿。大一点儿的宝宝，睡觉开始不踏实，夜里容易蹬踹。冬天的时候，宝宝蹬被子容易着凉，这种情况下可以准备一个睡袋。夏天的时候孩子特别容易被蚊虫骚扰。蚊虫叮咬是很多妈妈夏天最头疼的事情，在这里我建议大家最好是给孩子准备一个蚊帐，这是最安全的，没有任何化学物质刺激宝宝。有的妈妈觉得蚊帐还得支起来特别麻烦，大家可以根据自己的情况选择蚊帐。如果宝宝还小，妈妈也可以准备一个纱帘，搭在婴儿床上就可以了，不用支上架子。

■■ 枕头

孩子的枕头是很多爸爸妈妈关心的问题，市场上各种名目的枕头很多，在这里我想告诉大家，新生儿其实不用枕头，3个月以后再尝试给宝宝垫枕头。

为什么这么说呢？因为一个人的脊柱生长受他的生理性弯曲影响。小宝宝第一个形成的生理性弯曲是颈曲，然后是胸曲、腰曲、骶曲，慢慢逐渐形成一系列的弯曲。这个过程跟孩子的生长发育有很大的关系。

对于小宝宝，最重要的运动就是抬头。在他的头还没有抬得很好的时候，你

就给他一个枕头垫起来，小孩的颈曲过度形成，本来他是该抬头的，但是枕头垫起来之后，他就向前弯曲了，并且过度的弯曲影响他的呼吸。所以新生儿期我建议大家不用给小宝宝枕枕头。

如果你观察宝宝的头仰得很难受，我建议可以给宝宝垫一个小枕巾，就是我们平时用的纯棉枕巾。纯棉的质地有助于吸汗，宝宝最容易出汗的地方就是头部，我们给他垫一个枕巾，一举两得。如果觉得枕巾很矮，可以折一个对折叠起来，放在他的头后边。如果还是不够高，再折一个对折，最多4层就可以了。

枕巾要经常清洗，避免宝宝出汗把枕巾浸湿了，枕着不舒服。如果枕巾不经常更换，时间长了宝宝就会摇头，因为枕巾刺激他的头皮痒，可是他又不会抓挠，就只能摇来摇去。摇的时间长了，后边的头发就没了，形成了我们俗称的"枕秃"。

3个月以后，宝宝就可以用枕头了。枕头也不要过高，1厘米左右就可以了。太高的枕头容易影响宝宝的呼吸，最高不要超过2厘米。枕头应该是松松的，宝宝的头枕下去，中间可以凹下去一点儿。随着孩子一天天逐渐长大，枕头可以适当地增高一点儿，但是也不要太硬，让他枕的时候中间能够凹下去一点儿。

很多妈妈想给宝宝准备一个定型枕，觉得这种枕头能帮助小孩有一个好的头形。大家在选择定型枕的时候，我建议大家一定要选中间凹下去的枕头，不能影响头的旋转，应该是一个U形枕。如果要让孩子的头定型，可以多让孩子侧侧身，向左侧，向右侧，不一定要用枕头来固定住他。因为每个孩子睡觉的时候都是找自己最舒服的姿势，所以头可能会调整，如果你过度地搬动他，他可能会不舒服。

宝宝的枕头到了3岁之后可以适度地调整。也有的孩子从来不枕枕头。有的妈妈说自己的孩子8个月了，根本不枕枕头。我告诉她不用担心，他只要能够踏踏实实地入睡，不影响睡眠就没有关系。

有的妈妈想自己给孩子做枕头，不知道应该用什么样的枕芯。关于宝宝的枕芯，我想告诉大家，最古老的枕芯就是荞麦皮。有的家里老人说用绿豆枕头可以去火，还有的说用茶叶枕头好，还有蚕丝的枕头。无论用哪种材料，妈妈都要用手去摸一摸，用脸去压一压、贴一贴，看看感觉是不是舒适。因为宝宝的头皮是很娇嫩的，茶叶枕头可能会有一些茶叶梗扎到宝宝的皮肤。蚕丝的枕头我见过，比较柔软，也不是不可以。但是如果你用五谷杂粮给孩子做枕头，就要考虑它的颗粒是不是很大。还有夏天时头出汗，里边的粮食会不会发霉，我们都要考虑到。

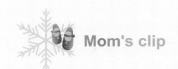
一个妈妈上课的时候和我说，她家宝宝出生以后，因为怕影响孩子睡眠，也怕压着孩子，就让孩子跟妈妈一起睡，爸爸睡在沙发上。等到孩子大一点儿的时候，爸爸再搬回床上来，睡沙发也挺辛苦的。结果这个孩子只要爸爸上床他就哭，就是不让爸爸上床睡觉。妈妈跟我说起这个事情的时候也挺头疼的，一边说一边苦笑。所以孩子的睡眠最好是能够尽早独立，养成独立睡眠的习惯。如果家里房间很小，可以选择小一点儿的床。

做枕头掌握的原则依然是安全、舒适。这是我们永恒的原则。

婴儿房

有的宝宝拥有自己的小婴儿房、婴儿床。父母在装修的时候一定要考虑到绿色、环保，要尽量减少有害气体。在选择装修材料的时候，家长一定要亲力亲为去挑选，避免一些潜在污染的产生。

装修的时候要选择专业的装修团队，要千叮咛万嘱咐，这是婴儿的房间，要考虑到安全问题。有条件的家庭可以专门找一家检测单位，找一个仪器放在房间中间，机器会显示一些数字，检测房间是否存在安全隐患，比如甲醛含量是否超标等。在选择家具的时候也要注意。

权威专家建议，一个新的装修房间最好3个月以后再入住。这个期间要充分地通风，把有害物质降到最低。

小孩的抵御能力差，免疫力低下，因此更容易受到有害物质伤害。有一些病毒存在的层流是低层次的，成年人的身高比较高，接触病毒的机会比较少。宝宝的身高比较矮，接触的机会就多，所以我们要注意到这些细节。

宝宝的家具

（1）家具选择的原则

宝宝的家具包括小床、小柜子等，选择的原则是材料环保、安全，尽量没有油漆涂料。表面要光滑，摸一摸不能扎手，没有毛刺。木质的家具要看看表面是否有裂纹、裂缝。除了要看家具的质地是否环保，还要看看它的结构是否结实。

婴儿床有一个护栏，这个护栏的高度、栏杆之间的缝隙距离是否合适？家具是不是圆角设计？这些都要考虑。宝宝容易磕着、碰着，圆角的家具能够在一定程

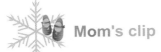

Mom's clip

有宝宝和爸爸妈妈睡在一个床上，最后窒息死亡的悲剧。我身边也发生过这样的问题，孩子都八九个月了，妈妈休完产假上班了。结果有一天，医院的同事告诉我，那个宝宝窒息死亡了。我当时觉得这么大的孩子怎么会呢？就是宝宝和父母睡在一个床上，早上一起来，父母发现找不到孩子了。孩子到哪里去了？一看，在脚底下。当孩子呼吸不畅的时候，他也会挣扎，但是爸爸妈妈太疲劳了，没有注意到，最后就造成了不幸的发生。

度上保护孩子。家具的螺丝是不是拧紧了？如果给孩子买的是能够折叠的家具，要看看折叠的部分有没有缝隙。

（2）婴儿床的选择

说到婴儿床，我认为是必备的。有的妈妈跟我说，自己家里空间有限，没有条件放床。这是例外情况。如果稍微有一点儿空间的家庭，我都建议配备一个独立的婴儿床。因为孩子如果在大人的床上睡觉，容易有安全隐患。

这种事件我身边的人经历过，平时新闻上也可以看到，所以应该引起爸爸妈妈的足够重视，给宝宝一个独立的婴儿床。

我看见过一张图片，大床旁边有一个小挎斗一样的婴儿床，可以随意地放上去，再拿下来。它就在妈妈床边，是很方便的。一个小小的独立的框架挂在床边，妈妈需要随时抱起孩子喂奶都很方便，减少了很多麻烦。在这里我建议培养孩子独立的睡眠习惯，孩子还是要有一个自己独立的小床。

有的妈妈问，需不需要给宝宝准备一个摇床。我首先要问妈妈，给宝宝准备摇床的目的是什么？如果你想让孩子在这种摇床上睡觉，我觉得是一个不好的睡眠方式。我们成人的床是不可摇的，也是不能摇的。假如不摇孩子就不睡觉，那大人是不是给自己找了很多麻烦呢？如果给孩子买一个小摇床，在孩子醒来的时候，让他在里面做亲子游戏，摇一摇，玩一玩，这个是可以的。但不要让孩子养成摇着睡的习惯，习惯一旦养成，纠正起来就特别难。

■ ■ 宝宝餐桌、餐椅的选择

说到孩子的饮食习惯要如何去培养，就是要定时、定点、定位。定位就是宝宝一坐在这里，就知道要吃饭了。有的人问，是否需要给宝宝买一个固定的餐桌、餐椅，就像在餐馆吃饭的时候，会使用特制的餐椅，四周有扶手，前边有个小桌板，下边有个小栏杆，两只腿一边放一个，也摔不着。这种东西不是不可以买，只是如果家里只有一个孩子，那这个餐椅的使用率可能比较低。假如家里的兄弟姐妹还有其他的孩子，可以一代代传下去，也不是不可以。

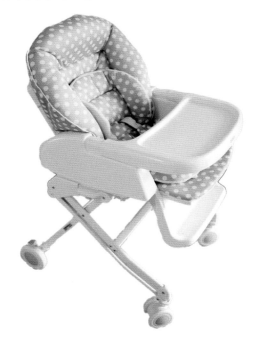

还有一些餐桌、餐椅是可以分离的，小桌板是可以拆卸下来变成单独的小桌子、小椅子，也是挺好的。大家可以根据需要选择。

这种餐桌、餐椅要注意的就是稳定性。宝宝在上边可能动来动去，妈妈爸爸手里拿着餐具，可能会顾不上宝宝。所以餐桌、餐椅的稳定性就很重要，不要让孩子翻出去，不要摔倒。

选择餐桌、餐椅主要是为了让宝宝养成一个良好的进食习惯——定时、定点、定位进餐。

五、卫生用品与婴儿车

宝宝的卫生用品也是品种繁多，选择的时候首先要注意一定要是"婴幼儿专用"的。不要把成人的东西给孩子用，它里边的成分是不一样的。

■■ 布类产品

布类产品包括浴巾、毛巾等。浴巾就是洗澡用的，毛巾有洗头、洗脸、洗小屁股的毛巾，不能混用，所以要准备很多块。有时候宝宝的脖子下边要围一个小毛巾。这些我们都要考虑到，所以毛巾的准备可能要充足一些。

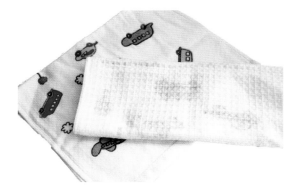

■■ 盆池类

盆池类用品有给宝宝洗澡用的盆、洗

屁股用的盆、洗脸用的盆等。这些盆的功用不用分得太细，但是选择浴盆的时候也要注意，必须要跟成人分开。这些盆大大小小都有，选的时候不要太大，但是对于澡盆的选择要考虑到孩子的成长过程，不要选得太小。

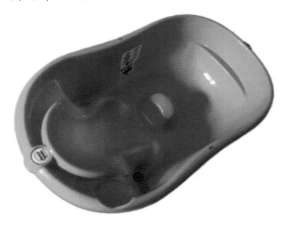

■■■ 坐便器

还有一个特殊的盆是宝宝的小便盆。因为孩子到了一定月龄的时候，要培养孩子的排便习惯，需要一个小的坐便器。我们要考虑孩子多大开始用，在使用之前该怎样培养孩子用坐便器的习惯。很多妈妈都会咨询，什么时候开始给孩子把尿。我建议大家从孩子两三个月开始把尿。有的妈妈问出了满月可以开始把尿吗，这个时候宝宝比较小，如果妈妈把尿的姿势掌握不好，对宝宝的脊柱发育有不好的影响。有的妈妈不把出尿来誓不罢休，孩子就老一个姿势窝着，宝宝不舒服，对于脊柱发育也有影响。所以妈妈在把尿的时候要注意，一是姿势掌握好；二是时间不要太久。时间太久了宝宝都不知道自己要干吗。

两三个月时给孩子把大小便的目的是减少一次性尿布的使用，避免闷湿的尿布老刺激宝宝的皮肤。

还有就是要知道什么时间给宝宝把大小便。在宝宝睡觉前尝试一下，尿就尿，没有尿就算了。可以尝试在孩子睡醒后给他把尿，还可以在吃奶前试一下。吃奶后不好过度地折腾孩子，可能会导致吐奶，但是吃奶前可以把一下。

Mom's clip

一个妈妈说自己的宝宝天天跟她对着干，把他大小便时不拉也不尿，一放到床上就尿。这可能是孩子不喜欢把尿的姿势，或者不习惯，那就不要勉强了。

外出前、回家后，都可以尝试一下把大小便。小孩白天大小便次数可能比较多，夜间妈妈给宝宝把大小便的次数不宜太多，因为这样会影响宝宝的睡眠。随着宝宝月龄的增大，白天醒的时间长了，他想要大小便，就把一把。比如宝宝突然睡醒觉了，妈妈可以给孩子把一下。夜间就不要把的次数太多，更不要特意上个闹钟给孩子把大小便。有时候孩子特别烦躁，哭啊，打挺，这个时候就不要把了，遵从孩子的意愿。

妈妈要学会观察自己的宝宝，什么时候是要排便了。孩子在大小便之前是有感觉、有表情的，就看你是否善于观察。如果一个孩子躺着的时候，你跟他说着话，他突然就不理你了，眼睛发直犯愣。这时候就是宝宝要解大便了，赶紧给他抱起来把便，宝宝就很配合向下用劲儿。所以说宝宝自己是有感觉的。如果是刚会走路的孩子，如果他的动作忽然停止了，什么都不干了，站在那里不动了，就开始向下用力气，这也是要解大便了。

所以宝宝在排便前是有一定反应的，爸爸妈妈要善于观察。你发现了之后不要特别惊讶地叫"宝宝要拉了"，这样可能会吓着他，而是把他抱起来让他排便，这样更方便一些。

宝宝添加辅食以后，大小便次数可能有变化，你要善于摸清宝宝排大小便的规律，估计多长时间要排便了，就适当地去把一把。

当宝宝八九个月的时候，已经可以自己坐得很稳了，能独立坐一段时间了。这个时候就可以让宝宝开始学习使用坐便器，一坐上来就知道这是要开始排便了，不是坐在这儿玩。很多坐便器前边有很多小玩意，比如可爱的小动物装饰，宝宝可能就不知道自己坐在这里是要排大便，所以我不主张大家给宝宝买这样的坐便器。

宝宝坐在坐便器上的时间不要太久，不要看他还没拉出来，就一直让他坐在上边。坐的时间太久，容易导致脱肛的发生。所以我们让宝宝坐两三分钟，哪怕孩子没有排便，自己起来了，妈妈也顺其自然就可以了。过几分钟，可以再尝试，不要一次坐得太久。这是培养一个习惯的过程，这个过程是需要慢慢来的。

宝宝不开心、不高兴的时候，妈妈就不要勉强他排便，要遵循宝宝的意愿。任何一个习惯的养成，都是需要时间的，需要妈妈有一些耐心。

■■ 洗护用品

因为宝宝要洗澡、洗屁股，要做皮肤的护理，就需要用到婴儿洗护用品。现在市场上婴儿的洗护用品种类也特别多。

洗护产品我建议大家不要着急买。大家参加各种母婴课堂，或者购买一些母婴用品的时候，商家可能会发一些试用装。你拿回家给宝宝试用，看看宝宝对它过不过敏。如果不过敏，就可以继续用。尽管这些产品是婴幼儿专用的，有的孩子也会过敏。这个时候妈妈就要停止使用，剩下的大人可以自己用。

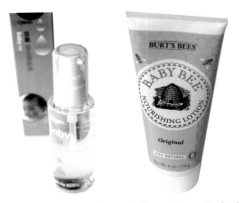

宝宝的洗护产品包括浴液、洗发水、润肤油、润肤露、润肤霜等。润肤霜、润肤油、润肤露，这3种实际上都是护肤品，而不同的肤质适用于不同的产品。润肤露含的水分比较多，其次是润肤霜，含油脂最多的就是润肤油了。妈妈做抚触按摩的时候可以用到润肤油。如果你的宝宝皮肤特别干燥，就选择润肤油。一般来说，宝宝的皮肤水嫩，其实不用护肤品也可以。

还有就是护臀霜，这是每个妈妈都必备的。一般医院都会给你鞣酸软膏，它与护臀膏有一个就行了。

关于爽身粉、爽身露，我想提示大家要注意看里面是否有滑石粉。如果你在用的时候不注意保护，宝宝可能就会吸入到口鼻。不要在空气中撒很多很多的粉末，这样长时间地吸入对孩子的健康是有影响的。有一些啫喱、爽身露含有的成分是木薯粉，这样不会有健康隐患。露状的产品，给孩子涂上比较干爽，作用跟爽身粉是一样的。爽身粉也不是说不可以用，注意遮挡就行了，不要让孩子吸入口鼻，也避免一些不必要的浪费。

■■ 纸制品

湿巾在选择的时候要注意里边的成分。有一些给宝宝擦小屁股的面巾纸，一定要选软软的，外出的时候我们可以把这些湿巾、面巾纸都要带好，用起来就很方便。

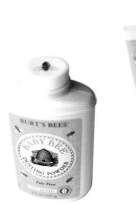
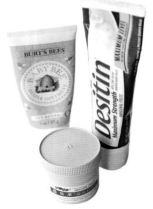
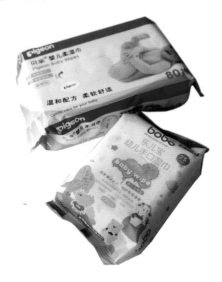

■■ 洗涤产品

给宝宝洗小衣服、小床单等，都需要专用的洗涤剂，里边含有的碱性比较少，你把衣服冲漂干净，对孩子皮肤的刺激就会降低，从而保证孩子的健康。

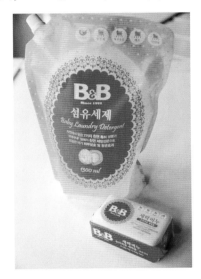

■■ 指甲刀

婴儿的小手特别小，如果用成人的指甲刀，剪得深了浅了特别不容易控制。婴幼儿专用的指甲刀也是必备的。

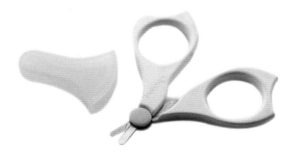

■■ 理发推

理发推都是电动的，要听听它的噪声是不是很大。选择理发推也要根据自己的情况，假如家里是一个男宝宝，理发推用的时间就比较久。如果是个女宝宝，长大一点儿，妈妈可能愿意给她留长头发，理发推就用不上了。现在也有很多给小宝宝理发的服务，也很方便，所以理发推也不是必备的。

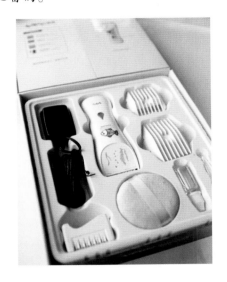

■■ 婴儿推车

无论是过去还是现在，婴儿推车都是必备的。我小时候看到的婴儿推车就是竹车，过去的家庭孩子比较多，一个竹车真是可以用上好久好久。现在可能都见不到了，还是有点怀念那种最原始的车。

我自己生孩子的时候也买了一辆"车"，

因为需要经常带着孩子出去，如果一路抱着孩子会很辛苦。我当时买车的时候考虑到的首先是这个车不要太重，自己拿着要比较方便。其次是打开和折叠要比较容易，自己能够操作。我当时主要是自己带孩子，现在的年轻妈妈可能家里有很多的帮手，而现在的婴儿车的功能也在不断地翻新，选择很多。

婴儿车的重量跟材质有关。如果家里外出是有私家车的，可

以不必考虑轻重的问题。如果平时车是需要自己搬运的，那就要选择材质轻一点儿的婴儿车，搬运起来比较方便。

现在婴儿车的功能真是非常多。比如车的高度可以调整，车的方向可以调整，角度可以调整。这样宝宝坐在里边视野更加开阔。现在还有适合双胞胎的车，两个小宝宝并排坐着一起，非常方便。

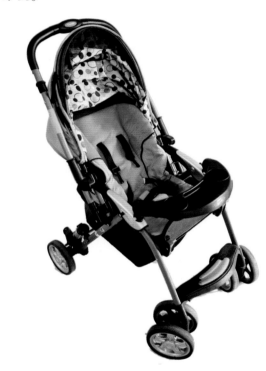

 Mom's clip

我当时教孩子走路的时候，给她拦腰围了一条浴巾，让她一点一点向前走。当然，这样大人可能需要弯着腰，会比较辛苦。但是孩子学走路就是这样一个短暂的过程，一旦学会了，他走得可快了。同时，近距离教孩子走路，是一种很好的亲子互动，你也能够给孩子一种安全感。

我的老师曾经给我讲过他小时候在学步车里遇到的一个惊险。当时他的父母很忙碌，就把他放在学步车里了。他在车里走啊走就走到门边上了。当时他家住在一楼，门还没关，他一出门，一下就从一楼那几个台阶上滚下去了。老师说直到现在，他家里人还对这件事记忆犹新。

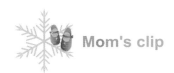
有个妈妈向我咨询，问4个月大的宝宝能不能放在学步车里。我说不可以，4个多月的孩子会走路吗？这么小就放在学步车里能行吗？为什么她想把孩子放在学步车里，因为孩子会翻身了，很容易就滚到地上去了，她想把孩子放到学步车里去，这样摔不了。这样学步车就变成了一个保护伞。

我曾经看过一个电影，大人带着宝宝在外边玩，大人聊天聊得很兴奋，很尽兴，把孩子忘掉了。不知道谁不小心碰了一下这个车，正好旁边是个斜坡，小童车顺着坡就滑下去了，特别惊险。现在的童车为了避免这种情况，已经有带制动功能了，可以避免很多意外的发生。

在英国还有一个研究是关于婴儿车的朝向。如果婴儿车的朝向不对，小宝宝容易产生焦虑。我看到这篇报道的时候，就上街去观察宝宝们坐在车里是什么状态。结果发现，孩子坐在车上，脸一般就是冲前的，跟爸爸妈妈是同向的。你会发现，这个孩子不一会儿就开始扭动，身体向后转，他干什么呢？我想他是在找自己的父母，因为他有一种不安全感。

这个研究说，如果婴儿车的朝向不对，可能对婴儿的睡眠产生影响。背向的婴儿车会阻碍大人和孩子的交流。

我经过街心花园的时候，会看到一些老人在健身，他们会倒着走。如果小孩的推车如果能够调整方向的话，正向时宝宝视野很好，可以看到周围的人和景物，倒向的话可以看到爸爸妈妈。走一段给孩子变一个方向，有一个新的视角，宝宝可能会很兴奋，有一种新鲜感。

学步车

还有一种车叫学步车。顾名思义，就是小孩学走路用的车。这种车逐渐被发现了很多问题，比如到医院做儿童保健体检的时候，看看宝宝该开始学走路了，学到什么程度了？结果发现孩子用脚尖走路，并且走起来晃晃悠悠不稳当，甚至有要摔倒的感觉。医生就问妈妈，孩子是不是在学步车里待过。妈妈就说是。我们发现很多用过学步车的孩子都会这样，这是一个比较普遍的现象。

学步车给孩子的成长发育带来了很多的弊端，我们不主张妈妈给孩子买学步车，或者把他放在学步车里走路。

这种学步车导致的意外伤害不少见，我是不主张大家购买学步车的。如果有人送你，你要知道如何正确使用。

六、小玩具，大智慧：婴儿玩具的选择

之前我们讲了那么多母婴用品的准备，吃的、穿的、用的我们都买了，接下来我们就讲一讲玩具。

■■ 购买玩具的原则

玩具是孩子成长中不可缺少的一部分。孩子一出生，家长就会给他准备很多不同的玩具，促进视觉、听觉、触觉等各方面发育。妈妈在买玩具的时候要把握几个原则。

第一，对孩子的视觉发育要有促进作用，所以玩具颜色要鲜艳。

第二，对孩子的听觉发育要有促进作用，又要考虑保护到孩子的听力，不要对听力造成损伤。说到对听力造成损伤，如果大人听着都觉得刺耳，孩子听着也一定不舒服，这样的玩具就不要给宝宝买了。

第三，锻炼孩子的触觉发育。

视觉、听觉、触觉，是家长购买玩具的时候应考虑到的3个方面，当然还有孩子的语言发育，总共是4个。器官上涉及耳、眼、手、口，孩子的学习要靠耳朵和眼睛，通过自己的手和口去感受，去表达出来。宝宝就是通过这些器官把信息传输到自己的大脑里，产生一系列的组合，最终学会各种各样的知识。

接下来我要告诉大家玩具选择上需要考虑的一些因素。

首先，玩具的材料是否安全。

来看看宝宝的自然特征是什么，比如有的孩子喜欢把东西放在嘴里；有的宝宝把脚举起来用手去抓，甚至把脚放在嘴里；有的孩子喜欢凑到玩具前去看，左看右看，看个不停。这说明宝宝天生是好奇的，好奇是宝宝最大的特点。如果这些玩具上有一些残留的化学物质，孩子把玩具放到嘴里，对孩子的健康就会有影响。因此，我们在买玩具的时候，要考虑到小孩

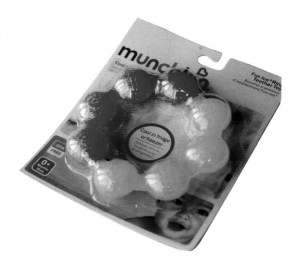

的自然特征，要保护孩子，避免一些不安全的隐患。

玩具不能有尖锐的角，这可能会扎到宝宝。如果玩具脏了，需要清洗和消毒。需要消毒的玩具是指你带到公共场所的玩具，家里的小玩具用清水洗一洗就可以了。

其次，玩具要适龄，符合宝宝的生长阶段。不能拿一个特别复杂的拼图给特别小的宝宝玩，那肯定是不可以的。

第三，之前提到的发声玩具，玩的时候都要注意保护孩子的听力，避免听力损伤。

■ ■ 玩具的摆放

关于玩具的摆放，要提醒准爸爸、准妈妈。不要把玩具放在一个位置不动，宝宝一旦睡醒了，他就会盯着这一个点去

妈妈来信

席老师：

您好！

我家男宝14个月，总是爱玩手机，藏也藏不住，总是能被他找到。他爸爸有时候用平板电脑玩游戏，他也总爱看。这么小的孩子是不是不能看电子产品，会不会对他的眼睛不好？该如何保护宝宝的视力呢？

席老师回答：这个答案其实很简单，就是你不要总在孩子面前摆弄这些电子产品。爸爸在玩平板电脑游戏的时候，宝宝总爱看。因为里边的光、声音，一定会吸引他。宝宝找你要，你不给的时候，宝宝就会生气，一哭一闹，你就没有办法了，只能满足他。久而久之，就惯出了一个不好的习惯。

电子产品对婴幼儿的视觉发育，一定是有不好的影响的。所以不要让孩子过早地去接触到这些东西。远离电子产品，从家长做起，从现在开始就不要在孩子面前摆弄平板电脑和手机，不要玩游戏。

看，因为这个点吸引他，他就聚焦在那里。由于婴儿眼睛肌肉的调节能力差，发育是不完善的。如果总盯着一个点，就有可能发生斜视，再调就调不过来的。所以转铃这一类玩具，平时可以放到一边，等孩子醒了，再把转铃架起来，父母跟他一起玩。

有一个妈妈告诉我，她的孩子躺在床上，头上方倒是没有玩具，但是房顶上有一个灯总吸引他。这个和玩具是相似的影响，妈妈该怎么办？可以给孩子的床换换位置，或者灯就不要开了，不要去吸引他。否则孩子长时间盯着一个点看，就容易出现我们俗语里说的斗鸡眼，两个眼睛向内集中。

除了要观察宝宝是否盯住某一个点不放，我们还要注意孩子的视觉距离。小婴儿比较好的视觉距离是20厘米~25厘米，不要离得太远。有些东西离得远，孩子看的时候就是模糊的影子。随着他一天一天地长大，他的视觉距离会逐渐地拉长。

■■ 玩具的种类

（1）牙胶

牙胶的材料是比较安全的、可以入口的。小孩长牙的时候牙龈会不舒服，觉得痒痒，孩子可能就会烦躁不安，出现很多现象。如何缓解牙龈不适呢？就是用这种牙胶，放在他的手里让他玩一玩，玩着玩着，他可能因为牙龈不适就把牙胶放进嘴里了，牙胶的凸起对宝宝的牙龈还起到一个间接的按摩作用，可以缓解他长牙的不适。

市场上有很多种牙胶，都是用安全材料制成的，比较环保，没有异味。颜色很明亮，可以促进视觉的发育。材质比较有韧性，宝宝咬起来捏起来都很有弹性，不但缓解牙龈的不适，还可以促进触觉的发育。这种玩具过一段时间就要用清水洗一洗，避免不卫生的状况。

（2）益智玩具

在选择益智玩具的时候，要注意它的设计符合多大月龄的宝宝，一定要适龄。妈妈在购买的时候，还是从宝宝的几大感觉出发进行选择：视觉、触觉、味觉、嗅觉、听觉。抓握玩具对宝宝的视觉、触觉、听觉都有帮助。

对于视觉玩具的选择，妈妈首先要了解新生儿视觉的特点。黑白图在新生儿时期对宝宝视觉作用比较大。黑白图的卡不能是密密麻麻的，一定要是比较松散的，空隙较大的。除了棋盘格形状的黑白图，还有一种靶子形状的同心圆黑白图。如果妈妈心灵手巧，都可以自己制作一些黑白图卡。

随着宝宝一天天长大，他可能开始

会喜欢鲜艳的颜色了。这个时候可以给宝宝看一些鲜艳的图，也可以看彩色的玩具、身边的物品。现在市面上有很多彩色的图卡，印着各种图案，有鲜花、水果、玩具，在给宝宝看的时候，如果身边正好有相应的物品，也可以给宝宝看看。

（3）书

还有一种重要的玩具，就是书。书有很多种，布的、立体的。有的书是带音乐的，妈妈选择的时候要注意保护宝宝的听力。

（4）CD

除了能发出声响的玩具、书籍，CD也能促进宝宝的听力发育。从小培养孩子的音乐素养，最好的就是让他听不同音域的声音，对他的生长发育是有帮助的。

最后给大家总结一下几种宝宝必备的玩具。

第一是球，第二是积木，第三是促进视觉发育的一些卡片、颜色鲜艳的玩具、促进听力发育的音乐玩具。

七、母婴小家电

这一节的最后，我给大家介绍一些母婴用的小家电。现在的妈妈非常忙碌，要兼顾工作和宝宝，很多方便的小家电能帮助大家节省时间，提高效率，避免手忙脚乱。在选择小家电的时候，一定要选择材质安全的，比如不锈钢材质。有一些塑料制品里边可能有塑化剂，会导致孩子的安全隐患。

宝宝6个月以后要加辅食了，如果自己制作起来感到比较麻烦，可以用食物搅拌器、料理机帮忙。

加湿器对于有的家庭也是必要的，使用的时候注意清洁，避免里边有一些微生物，导致孩子疾病的发生。

温、湿度计和电子体温计，也是孩子必备的。

妈妈带宝宝外出的时候，一些小的辅助工具，可以减轻你的疲劳感。比如抱孩子的时候，时间长了可能会觉得不舒服。除了童车，我们还可以选择背儿带，把你的手解放出来。在家有时候背着孩子干活，也很方便。出门在外背在身上，也会觉得轻松一些。

如果坐私家车带宝宝外出，就要给宝宝配备安全座椅。座椅要放在后排，不能放在副驾驶上。为了保证孩子的安全，这些都是要注意的。

说了这么多母婴用物，以后市场上可能还会推出很多我们没见过的东西。大家在选择的时候只要注意好掌握原则，就会给妈妈和宝宝打造一个保护伞，避免很多的问题。

愿妈妈和宝宝都能健康快乐。

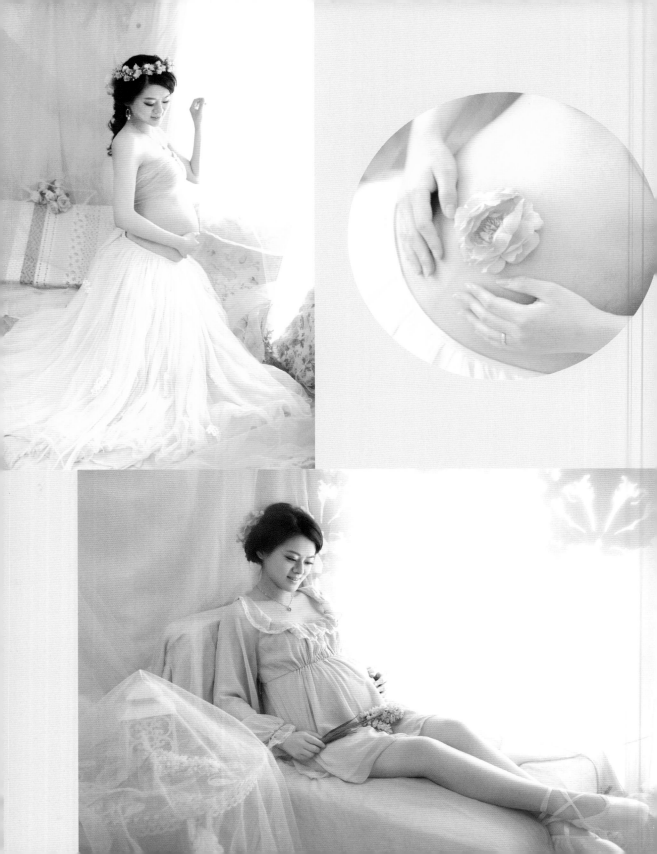

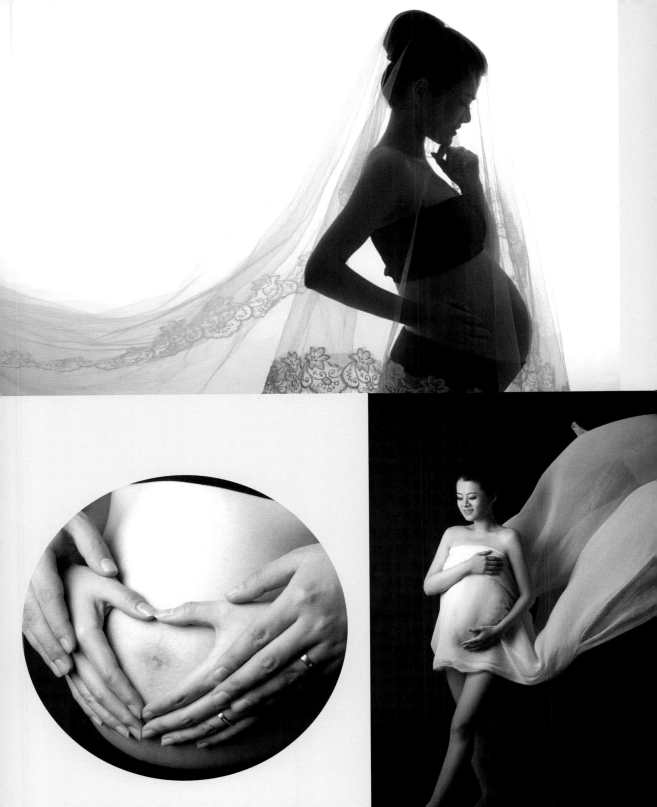

讲了这么多怀孕、分娩的知识，最主要的目的是想给大家一个心理支持。每次我都会在课堂上告诉大家，当你在产房坚持不下去的时候，一定要想着你可爱的宝宝，想着自己是女人、是母亲，母亲最伟大的品质就是为了孩子她什么都可以做，可以牺牲一切。

在这里跟大家分享一首小诗，希望能陪伴你度过整个产程。当你疼得实在受不了的时候，你就想着宝宝是在这样跟你说话：

妈妈，对不起，

我知道您很痛。

可是，等了十个月就为这一刻，

千万别放弃；

宝宝也在努力，

我会用一生的时间回报您，

妈妈，我爱您，

愿您永远、永远美丽！

希望这首小诗能给每位妈妈一种特殊的力量，不要因为疼痛在这个时候放弃。

分娩是一次特殊的人生体验。孕育是幸福的，分娩是美好的。分娩是化茧成蝶，一次美丽的蜕变。

顺产对女人来说是一次战胜自我的过程，也是为他人牺牲的伟大母爱的开始。顺产不是件容易的事，却是一次值得自豪的体验。

为准妈妈们加油，也为自己加油，你一定可以的！

最后，我祝福每一位妈妈能够用最健康的方式生下自己的宝宝。